"一带一路"真菌病防控国际联合实验室组织编写

病毒性肺炎
继发真菌感染的防控

主　审　徐建国　徐正梅

主　编　潘炜华　方文捷　廖万清

科 学 出 版 社

北 京

内 容 简 介

本书重点阐述了病毒性肺炎合并真菌感染的流行现状、发病机制、高危因素、临床特点、诊治方案和防控策略，旨在建立病毒性肺炎并发、继发、暴发侵袭性真菌病防控体系，确定相应的针对继发侵袭性真菌感染的措施，从而减轻患者的病情，降低患者的死亡率，促进患者康复。

本书适合临床医师、公共卫生及相关领域从业人员阅读、参考。

图书在版编目（CIP）数据

病毒性肺炎继发真菌感染的防控 / 潘炜华，方文捷，廖万清主编 . — 北京：科学出版社，2023.1
  ISBN 978-7-03-072101-3

Ⅰ．①病… Ⅱ．①潘… ②方… ③廖… Ⅲ．①病毒病—肺炎—真菌—感染—防治 Ⅳ．① R563.1

中国版本图书馆 CIP 数据核字（2022）第 064697 号

责任编辑：李 玫 郝文娜 / 责任校对：张 娟
责任印制：赵 博 / 封面设计：龙 岩

科 学 出 版 社 出版
北京东黄城根北街 16 号
邮政编码：100717
http://www.sciencep.com
北京虎彩文化传播有限公司印刷
科学出版社发行 各地新华书店经销
*
2023 年 1 月第 一 版 开本：720×1000 1/16
2024 年 3 月第二次印刷 印张：7 1/4
字数：120 000
定价：88.00 元

（如有印装质量问题，我社负责调换）

主编简介

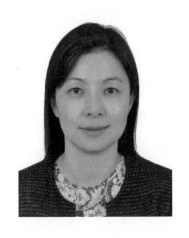

潘炜华　主任医师、教授、博士生导师，上海长征医院皮肤科主任。上海市领军人才。从事皮肤病与真菌病防治的临床和基础科研工作。首次发现 3 个致病新真菌菌种，诊疗原则列入国际权威指南，菌种收录于 CBS 等国际保藏机构；揭示了我国组织胞浆菌病的流行新规律，颠覆"输入性传播"的传统观点；建设真菌病分子诊断平台，牵头在"一带一路"布局真菌病监测网。近年来主持国家传染病重大专项、973 课题、军队重大项目等。在《新英格兰医学期刊》等 SCI 期刊发表一百余篇论文，授权发明专利 20 项。获国家科技进步二等奖、教育部科技进步一等奖、上海科技进步一等奖、华夏医学科技奖一等奖、五洲女子科技奖等。

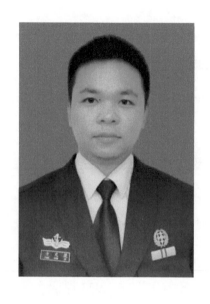

方文捷　上海长征医院皮肤科博士，廖万清院士学术秘书，中国人口文化促进会皮肤性病防治分会秘书长，荷兰皇家科学院访问学者，上海重点实验室及"一带一路"国际联合实验室秘书，Frontiers in Immunology 及 Frontiers in Microbiology 客座主编，《医学参考报》青年编委，担任领域内国际主流期刊审稿人。主持国家自然科学基金、国家重点研发计划课题，国家传染病重大专项子课题、上海市科委课题等。以第一／通讯（含并列）发表 SCI 论文 19 篇。获软件著作权 2 项，持有专利 41 项（PCT 美国申请 2 项，澳大利亚授权 2 项），参编论著 4 部。2020 年获教育部科技进步一等奖（排名 4），2017 年获华夏医学科技奖一等奖（排名 5）。2019 年获上海市扬帆计划。

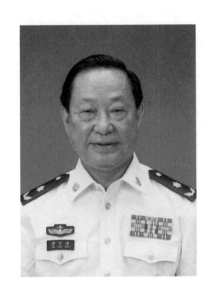

廖万清　中国工程院院士，皮肤病、真菌病学专家，一级教授，文职特级，博士生导师。长期致力于军内外皮肤病与真菌病防治研究，在国内外发现 9 种新的病原真菌及其引起的疾病类型，其中格特隐球菌 ITS C 型 <S8012> 引起脑膜炎及胶囊青霉 (LiaoWQ-2011) 引起肺青霉球的菌种已被美国、荷兰、比利时等国的菌种保藏中心永久保藏，并向全世界有偿供应。承担国家传染病重大专项、国家 973 课题、军队重大项目、国家自然科学基金国际合作重点项目等重要课题 20 余项。发表论文 545 篇，主编《真菌病学》等专著 10 部，荣获国家科技进步一等奖一项、二等奖二项、三等奖一项，军队及上海市科技进步一等奖三项及其他各类成果奖共 24 项，荣立二等功 1 次，三等功 4 次。2014 年获首届叶剑英奖，2016 年获国家优秀科技工作者称号，2017 年获中华医学会皮肤科分会卓越贡献奖，上海医学发展终身成就奖等。2018 年获得戴芳澜终身成就奖。2019 年获得第三届国之大医——特别致敬奖。2019 年获得大国匠心·年度致敬人物奖励。2021 年获得第八届树兰医学奖。

编著者名单

主　　审　徐建国　徐正梅

主　　编　潘炜华　方文捷　廖万清

副 主 编　杨　英　张　蕾　姜伟伟

编 著 者　（按姓氏笔画排序）

王　霄　邓宇晨　石媛漾　卢晓迪

冯欣伟　朱信霖　刘　祎　刘伊诺

刘晓刚　许　斌　杜明威　杜锦霞

李　航　杨继尧　张　莉　张　超

张克明　陈　敏　陈天成　陈天杨

陈显振　林　杰　赵　瑾　赵敬军

侯　晴　都　琳　夏　颖　唐　敏

职康康　黄　越　崔之宁　扈东营

雷文知　蔡　娇　潘　搏　薛潇春

编写秘书　杜明威

序 一

人类文明发展史中，瘟疫与人总是相伴而行。

百年以来，人类多次受瘟疫袭扰，依次经历了西班牙流感（1918～1919年）、亚洲流感（1957～1958年）、严重急性呼吸综合征（SARS）（2002～2003年）、甲型H1N1流感（2009年）、中东呼吸综合征（MERS）（2012年）、埃博拉病毒感染（2014年）、寨卡病毒感染（2016年）及本次的新型冠状病毒肺炎（COVID-19）等。每次瘟疫大流行都给人类社会造成深重的灾难。

廖万清院士团队在侵袭性真菌感染的防控领域具有很高的造诣，早在SARS暴发之初就对病毒性肺炎合并真菌感染的临床研究规律给予了高度关注。近年来，国内外病毒性肺炎患者继发真菌感染已经构成一个严重的临床挑战，是临床工作者不可不重视的问题。

《病毒性肺炎继发真菌感染的防控》由潘炜华教授、方文捷博士、廖万清院士及其他30余位作者共同完成。是我国第一部专门讨论"病毒性肺炎继发真菌感染"这一问题的专业论著。能够有机会把这样一部及时的、高质量的专业读本推荐给广大医务工作者及临床医师是一件幸事。

在此，我由衷地对廖万清院士团队表示祝贺并作序。

徐建国

传染病预防控制国家重点实验室主任

中国工程院院士

2022年10月

i

序　二

　　海军军医大学第二附属医院（上海长征医院）皮肤科（上海医学真菌分子生物学重点实验室、"一带一路"真菌病防控国际联合实验室、上海"重中之重"临床医学中心）是由廖万清院士等老一辈专家创立的，他们以侵袭性真菌病救治为特色，曾在 2003 年 SARS 继发真菌感染的救治中做出重要的贡献。

　　廖万清院士团队除完成一线临床救治工作外，还积极收集素材，历时将近 2 年，终于完成了全部书稿。全书聚焦严重急性呼吸综合征（SARS）、中东呼吸综合征（MERS）、甲型 H1N1 流感、新型冠状病毒肺炎（COVID-19）等继发真菌感染这一复杂感染的救治，内容涵盖流行病学、临床特点、典型病例、诊治策略、防控策略等各个方面，可作为临床和科研工作者的重要参考资料，对于疫情及其并发症的防控具有高度的指导意义。

　　祝贺《病毒性肺炎继发真菌感染的防控》的问世，也相信我国的医务工作者在"病毒性肺炎继发真菌感染"这一领域必将攻坚克难，取得最后的胜利！

上海长征医院副院长

全国三八红旗手

2022 年 10 月

前　言

　　百年来的多次瘟疫大流行给人类社会造成重创。引起历次瘟疫的核心疾病就是病毒性肺炎。

　　一个世纪以前的西班牙流感大流行造成全球 1/3 人口感染及 5000 万人死亡。80 年后，美国国家过敏与传染病研究所（National Institute of Allergy and Infectious Diseases，NIAID）通过回顾性调查西班牙流感时期的肺组织蜡块发现，患者死亡的主要原因并不是流感本身引起的病毒性肺炎，而是各种继发性感染。2003 年，我参与上海市 SARS 疑难患者大会诊时发现，患者真菌感染率非常高，甚至在一些患者的痰液中能够见到念珠菌团悬浮颗粒。后经多项回顾性研究显示，当年 SARS 患者并发侵袭性真菌感染的比例为 14.8% ～ 27%，占所有并发感染的 44%。同时，每年有 300 万～ 500 万例新患重症流感者，其中 5% ～ 10% 需要进入 ICU 进行治疗。这一部分患者罹患侵袭性曲霉病（invasive aspergillosis，IA）的概率为 19%，其中近 50% 的继发感染者死亡。在病毒性肺炎流行中，继发真菌感染已经成为临床救治难点，也在学术界引起了临床流调的热潮，为临床专家和临床科研工作者所重视。

　　真菌在日常生活中无处不在，其中一小部分可引起人类患病，称为机会致病真菌。这些有害的真菌主要感染有基础疾病和高危因素的人群，如艾滋病患者、器官移植患者、肿瘤患者和老年人等。由于诊断技术严重缺乏，真菌感染长期以来被临床所忽视。随着近几十年来诊断技术水平的提高，真菌病的诊断和鉴定水平突飞猛进，尤其是非培养方法的出现，使真菌感染的诊断水平提升了一个台阶。病毒性肺炎流行给真菌感染的防控带来了前所未有的挑战。

　　本书聚焦各种类型病毒性肺炎合并真菌感染这一临床难题，基于"一带一路"国际联合实验室在国内外临床研究的一手数据，结合国内外近期发表的最新学术成果，将复杂的合并感染进行抽丝剥茧的分析，同时将疾病诊治理论与具体的典型病例进行有机结合，旨在给临床工作者提供参考，帮助大家在临床工作中做到早期预警、明确诊断和精准治疗，以应对可能出现的病毒性肺炎伴发、继发严重真菌感染的情况，为临床救治提供有益的帮助。

在此出版之际，感谢为本书出版付出辛勤努力的工作人员，特别感谢中国工程院医药卫生学部为本书的出版提供的支持和帮助！

中国工程院院士

中国医学科学院学部委员

世界华人皮肤科医师协会会长

2022 年 10 月

目　录

第一章

真菌感染性疾病及全球流行现状

据不完全统计，自然界共有 200 多万种真菌，其中可使人类致病的真菌约 560 种。真菌感染种类多且不典型，其诊断和治疗一直是临床工作中的难点。随着现代医学的发展与医疗水平的提高，人们对以往无法治愈的疾病已有多种方法延缓病情进展，延长患者寿命。但伴随大量抗肿瘤化疗药物、免疫抑制剂及激素的使用，以及艾滋病晚期、器官移植患者增多，侵袭性真菌病的发病率在近 20 年来呈倍数增长。除常见的医学真菌病例显著增多外，原本不致病的环境真菌在一定条件下也可能引起人体尤其是免疫缺陷患者感染，新突发真菌病原体感染也以 10 ～ 20 种 / 年的速度不断涌现。更令人担忧的是，随着抗真菌药物的广泛应用，大量病原真菌产生耐药性，甚至出现了多药耐药的"超级真菌"，给人类健康带来极大的危险，也引发了国际医学界的极大关注。

真菌病是一类涉及人体浅部、深部感染的重大致死性疾病。全球 72 亿人口中，10 亿以上人口患有真菌病，3 亿人口患有严重真菌感染。念珠菌、隐球菌和曲霉菌是感染人类最严重的三类致病真菌。据统计，全球侵袭性念珠菌病年患病人数达 75 万以上，年死亡人数达 35 万以上；全球隐球菌感染年新发病例累计约 27.8 万，2/3 患者 3 个月内死亡；全球慢性肺曲霉病患病人数约 300 万；真菌性角膜炎每年导致 100 万人失明。全球侵袭性真菌感染年新发人数 1490 万，170 万死亡；而全球肿瘤年新发人数 1800 万，960 万死亡。因此，严重真菌感染的发病率和严重程度在一定意义上与肿瘤类似。

本章旨在概述常见真菌感染的病原学基础、传播特征、临床特点和全球流行态势。

一、病原真菌与常见真菌病

（一）曲霉菌与肺曲霉病

曲霉菌（*Aspergillus spp.*）是一类机会致病丝状真菌，广泛存在于空气、土壤、水源等环境中，极易在潮湿的、富含有机物的环境中繁殖。常见致病曲霉菌包括烟曲霉（*Aspergillus fumigatus*）、黄曲霉（*Aspergillus flavus*）、黑曲霉（*Aspergillus niger*）等，其中烟曲霉感染占 90% 以上。曲霉菌感染大

1

致可表现为三种形式：①侵袭性肺曲霉病（invasive pulmonary aspergillosis，IPA）或系统性肺曲霉病（最为严重）；②慢性肺曲霉病（chronic pulmonary aspergillosis，CPA）；③变态反应性支气管肺曲霉病（allergic bronchopulmonary aspergillosis，ABPA）。有部分曲霉菌感染患者可同时存在上述疾病类型，称为曲霉菌重叠综合征（aspergillus overlap syndrome，AOS）。正常情况下，大多数人每天都会吸入一些曲霉孢子，但并不会致病。免疫力低下或患有肺部疾病的人会更易感染曲霉菌而致病。

1. 病原体　曲霉菌属约包含 180 个种，但已知能引起人类感染的不足 40 种。烟曲霉和黄曲霉是最常见的致病菌（图 1-1）。而黑曲霉、土曲霉（*Aspergillus terreus*）、构巢曲霉（*Aspergillus nidulans*）和杂色曲霉（*Aspergillus versicolor*）引起的曲霉菌病相对少见。

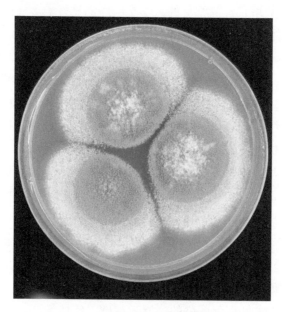

图 1-1　黄曲霉菌培养的菌落特征

2. 流行现状　目前全球范围曲霉菌感染确切的流行病学数据难以获取，往往需要根据流行病学调查并结合模型进行推算。根据既往研究及临床经验，轻症、过敏性的曲霉菌病发病率远远高于侵袭性肺曲霉病。病毒性肺炎全球大流行，曲霉菌病人群患病率可能大幅度增加，死亡率也将大幅提升。

变态反应性支气管肺曲霉病是较为常见的肺曲霉病，主要由烟曲霉引起。该病于 1952 年首次报道，主要累及哮喘（患病率约为 2.5%）和肺囊性纤维化（患病率为 1%～15%）患者。全球患病总人数可能大于 500 万。

近期欧洲呼吸学会（ERS）/欧洲临床微生物与感染性疾病学会（ESCMID）联合指南首次将慢性肺曲霉病分为 5 个亚型，分别是单发曲霉球、慢性空洞性肺曲霉病、慢性纤维化性肺曲霉病与亚急性侵袭性 / 慢性坏死性 / 半侵袭性肺曲霉病及曲霉结节。全世界约有 300 万人感染慢性肺曲霉病，由于其复发率高，患者通常需要终身抗真菌治疗。根据模型推算，结核病继发慢性肺曲霉病患者约 120 万，支气管哮喘继发曲霉菌感染患者约 40 万。

侵袭性肺曲霉病相对少见但极其严重，主要发生于免疫功能缺陷患者。目前，侵袭性肺曲霉病的发病率正不断上升，欧洲约有 6 万例侵袭性肺曲霉病患者，而中国侵袭性肺曲霉病患者至少有 16 万例。该病是一种严重的致死性感染，全球侵袭性肺曲霉病的死亡率为 30%～95%，中国的死亡率为 39%～100%，死亡率的高低主要与基础疾病、感染部位、治疗情况、耐药情况等有关。

3. 环境分布　曲霉菌在环境中普遍存在，广泛分布于湿润的土壤、腐败的植物、灰尘、建筑材料、食物和水源等环境中。它们对生长环境的要求不高，能在 6～55℃及相对低湿度的环境中生长。正常人每天都会不可避免地吸入曲霉孢子，但多不致病。对于免疫力低下的人来说，吸入曲霉孢子会引起肺部或鼻窦感染，甚至可以播散到全身各组织。

4. 传播方式　曲霉菌以分生孢子在空气中传播。感染可能与工地施工、环境粉尘、医疗器械污染等有关。曲霉菌病的潜伏期可能与孢子吸入量和宿主的免疫状态有关。

5. 临床表现　侵袭性感染常危及免疫抑制的人群，除肺部感染，还可以播散到大脑、皮肤和骨骼等组织。侵袭性感染一般不累及免疫功能正常的人群，但如果患有肺部基础性疾病、过敏性支气管肺病和过敏性鼻窦炎等，该患者也可成为侵袭性肺曲霉病的易感人群。肺部侵袭性曲霉病的症状包括发热、胸痛、咳嗽、咯血、气短等，由于侵袭性曲霉病通常发生在有基础疾病的患者中，因此难以明确哪些症状是肺曲霉感染的特异性表现。

（二）念珠菌与念珠菌病

念珠菌病是一种由念珠菌（*Candida spp.*）感染引起的疾病。多种念珠菌可引起人体感染，其中最常见的是白念珠菌（*Candida albicans*）。正常情况下，念珠菌定植于人体皮肤和其他非无菌部位，如口腔、咽喉、肠道和阴道等处，共同形成人体微生物微生态环境。一旦念珠菌大量增殖或进入非无菌部位（如血液、肾脏、大脑等），则会引起感染。近年来，全球范围内念珠菌耐药率逐年升高，甚至出现了"超级真菌"这一类多重耐药菌种，给临床用药带来极大的困扰。

念珠菌可引起多器官感染，包括念珠菌血症、慢性播散性念珠菌病、泌尿系统感染、下呼吸道念珠菌病、念珠菌骨髓炎/纵隔炎/关节炎、消化道念珠菌病、念珠菌性眼内炎、皮肤念珠菌病等。

1. 病原体　白念珠菌、光滑念珠菌（*Candida glabrata*）、近平滑念珠菌（*Candida parapsilosis*）、热带念珠菌（*Candida tropicalis*）和克柔念珠菌（*Candida krusei*）是最常见的致病菌（图 1-2），其分布因患者群体和地理区域而异。

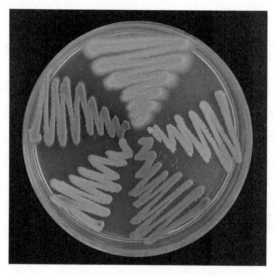

图 1-2　常见念珠菌于显色培养基下的显色反应

2. 流行现状　据保守估计，侵袭性念珠菌病全球年患病人数超过 25 万，每年造成至少 5 万人死亡。而根据最新模型计算，侵袭性念珠菌病人群的发病率为（2 ～ 14）/10 万，病死率则达 50% 左右。病原菌以白念珠菌为主，但近年来非白念珠菌的感染率逐年上升，念珠菌血症被列为第四大常见血液感染。

3. 临床表现　发热、寒战为侵袭性念珠菌病最常见的症状，但不具备特异性。侵袭性感染可以累及血液、心脏、中枢神经系统、眼、骨骼、关节腔等，表现为器官特异性症状（图 1-3）。

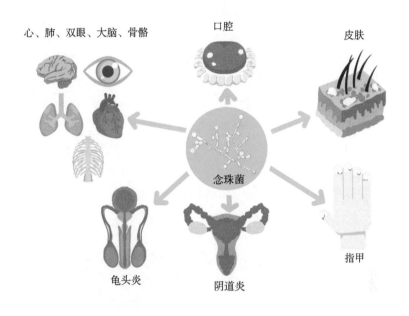

图 1-3　念珠菌感染的常见临床表现

　　耳念珠菌（*Candida auris*）又被称为"超级真菌"。自 2009 年开始在全球范围内出现，因其具有高耐药性、高死亡率，且很容易在医疗机构间传播，所以引起广泛关注。回顾性研究发现，最早已知的耳念珠菌菌株可追溯到 1996 年的韩国。近 10 年，耳念珠菌在全球快速传播，耐药率持续升高，引起多起医院内暴发事件，给人类的健康带来了巨大的威胁。美国高度重视耳念珠菌的传播，将其作为需要重点上报的病原体之一列入"美国国家法定传染病监测系统"，并实时监控全球感染现状。截至目前，耳念珠菌已经波及全球 47 个国家和地区，并在病毒性肺炎患者中引起了多次暴发。

　　耳念珠菌感染主要发生于免疫缺陷的住院人群，并引起严重感染。对于长期在医疗机构住院治疗的患者，以及有中心静脉插管史、其他导管使用史或抗生素/抗真菌药物治疗史的患者，感染风险最高。同时耳念珠菌对常用的抗真菌药物耐药，治疗效果差。

　　（三）隐球菌与隐球菌病

　　由隐球菌属（*Cryptococcus spp.*）中的某些种或变种感染引起的疾病统称为隐球菌病（cryptococcosis）。隐球菌病通常会累及肺部或中枢神经系统（大脑和脊髓），也可感染皮肤、骨骼等其他器官，或通过血行播散。由隐球菌引起的脑部感染称为隐球菌性脑膜炎。新生隐球菌是隐球菌中的主要感染菌，健康人群很少感染新生隐球菌。新生隐球菌感染多发生在免疫功能低下的人群，特别是艾滋病（AIDS）晚期患者。

1. 病原体　新生隐球菌（*Cryptococcosis neoformans*）是一种广泛存在于全球环境中的真菌，主要有两个变种：grubii 变种（*Cryptococcus neoformans* var. grubii，血清型 A）及新生变种（*Cryptococcus neoformans* var. neoformans，血清型 D），其中血清型 A 普遍存在，而血清型 D 更集中于欧洲。

格特隐球菌（*Cryptococcus gattii*）既往被划分为新生隐球菌的 3 个变种之一，直到近年来随着分子生物学技术的发展，发现该菌种在生态学、遗传学、致病性方面与新生隐球菌存在较大差异，而将其独立为新种。1980 年廖万清首次发现我国格特隐球菌感染菌株，命名为 S8012（图 1-4）。

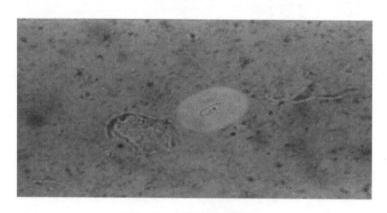

图 1-4　S8012 光镜照片

2. 流行现状　新生隐球菌病是人类免疫缺陷病毒（HIV）感染、AIDS 患者的主要并发症，据估计全球每年有 22 万例隐球菌性脑膜炎患者。大部分 AIDS 相关的新生隐球菌感染是由血清型 A 菌群引起的。然而，根据各中心研究报道，我国 90% 以上感染新生隐球菌的患者以 HIV 阴性、免疫功能正常者为主。

与新生隐球菌不同，大部分格特隐球菌感染发生于免疫功能正常的人群。即使在 AIDS 流行的地区，格特隐球菌也很少导致 AIDS 患者播散性感染。

尽管抗逆转录病毒疗法在发达国家的广泛应用改善了许多 AIDS 患者的免疫功能，使 AIDS 患者不易受到隐球菌的感染，但在部分医疗资源有限的国家，隐球菌性脑膜炎仍然是棘手的医疗卫生问题。据统计，全球每年约有 220 000 例隐球菌性脑膜炎病例发生在 HIV 感染者 /AIDS 患者中，造成近 181 000 人死亡。大多数隐球菌性脑膜炎病例发生在撒哈拉以南的非洲，该地区隐球菌甚至已经成为引起脑膜炎最常见的病原体，隐球菌性脑膜炎也因此被认为是引起撒哈拉以南非洲 HIV 感染者 /AIDS 患者死亡的主要原因，其每年死亡人数超过肺结核患者。

3. 环境分布　新生隐球菌广泛存在于周围环境中，包括土壤、腐烂的木材、树木的空洞和鸟粪。人类和动物可从环境中吸入病原体而致病。研究表明，有些人可能从儿童时期就暴露在新生隐球菌环境中，但大多数人并不会因吸入新生隐球菌而感染。新生隐球菌可潜伏在宿主体内，当宿主免疫力下降，无法抵抗病原菌侵袭时，可能引起感染。

在自然环境中，格特隐球菌主要分离于热带及亚热带地区的桉树，寄生于树洞、腐烂的木头及周围泥土中。除此以外，在巴西鹦鹉、蝙蝠粪便等其他外在来源中也曾分离到格特隐球菌。

4. 传播方式　肺是新生隐球菌入侵的主要门户。人们从环境中吸入气化的担孢子（有性繁殖体）或干燥的酵母细胞经呼吸道而感染，引起无症状性肺炎。隐球菌入侵宿主机体后可被清除，也可以潜伏下来引起感染，或是通过适应和逃避宿主的免疫系统攻击引起播散性感染，最多见的是中枢神经系统感染。

隐球菌在宿主体内生长的周期主要经历了以下过程：潜伏—复活—播散—增殖。患者的临床症状及预后取决于病原体数量、毒力强度等与宿主免疫系统之间的相互作用（图 1-5）。

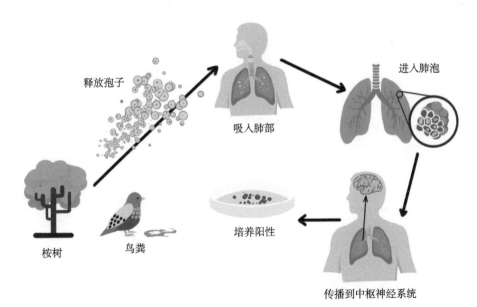

图 1-5　新生隐球菌的感染途径和生命周期

5. **临床表现** 新生隐球菌最常见的感染部位依次为中枢神经系统、肺部、皮肤，其他器官也可能受累。

隐球菌性脑膜炎是隐球菌感染中最常见的致死性疾病，是由隐球菌从原发灶播散到脑部后引起的感染。最常见的病原体是新生隐球菌，引发慢性/亚急性脑膜炎的相关症状。症状包括头痛、发热、颈部疼痛、恶心、呕吐、对光敏感、精神错乱或行为改变等，可通过腰大池引流术治疗（图1-6）。HIV阳性与HIV阴性的隐球菌性脑膜炎患者的临床表现不同，前者症状和体征持续时间更短，除神经系统外可能还存在其他感染灶，如肺、皮肤、前列腺等，应注意全身检查。

肺隐球菌病通常发生于原有肺疾病基础上，所呈现的临床症状和体征复杂多样。以荨麻疹、低血压、呼吸困难为特征的"过敏性"肺隐球菌病，以及肺错构瘤样表现引起的腔静脉阻塞都曾被报道，患者也可出现咳嗽、气促、胸痛和发热等非特异性呼吸系统症状。肺隐球菌病影像学检查无特征性表现，需结合组织病理学和真菌培养以完善诊断。

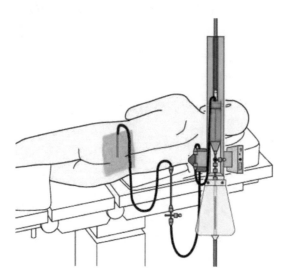

图1-6 改良的隐球菌脑膜炎腰大池引流术

（四）毛霉菌与毛霉菌病

毛霉菌是一类自然界内普遍存在的嗜热真菌，从土壤到腐烂有机物（如树叶、堆肥和动物粪便等）中都可被分离出。毛霉菌病（*mucormycosis*）于1885年由Paltauf教授首次发现，当时被称为藻菌病（phycomycosis）或接合菌病（zygomycosis），直到1957年由美国病理学家Baker更名为"毛霉菌病"。过去20年，由于死亡率极高，毛霉菌病逐渐引起社会关注。伴随病毒性肺炎的肆虐，印度暴发了大规模毛霉菌感染，至今印度已经报道了超过 4.5 万例毛霉菌感染，超过 4300 人死亡。

感染毛霉菌的主要危险因素是血糖控制不佳的糖尿病、免疫力低下、长期服用免疫抑制剂、恶性血液病及去铁敏治疗。在 2000～2017 年全球科学期刊上发表的所有毛霉菌病患者中，40% 的患者都伴有糖尿病。据统计，在接受造血干细胞移植等免疫力低下的患者中，毛霉菌已成为继念珠菌、曲霉菌之后的第三大引起侵袭性真菌感染的病原真菌。人们通过呼吸道吸入环境中的真菌孢子而感染，也可通过直接接触及食用被毛霉菌污染的食物而引起皮肤型和胃肠型毛霉菌感染。

1. 病原体　引起毛霉菌感染的病原体为毛霉目真菌（Mucorales），属于毛霉门毛霉纲，大多数为腐生性真菌，分解蛋白的能力较强，为引起食物霉变的常见原因。毛霉目真菌通常菌丝发达，呈毛状，因此而得名，其以无性繁殖为主，可形成各种孢子（图 1-7）。其中，根霉属、毛霉属和横梗霉属为毛霉菌病最常见的病原菌。其他致病菌包括根毛霉属（*Rhizopus spp.*）、小克银汉霉属（*Cunninghamella spp.*）、共头霉属（*Syncephalastrum spp.*）、Saksenaea 属等。在全球范围内根霉属真菌为最常见的毛霉菌病病原菌，而地区间又各有其特征，如亚洲地区近年来鳞质霉属（*Apophysomyces spp.*）引发的毛霉菌病病例逐渐增多，我国毛霉菌病的常见病原体有不规则毛霉菌、米根霉菌等。

毛霉菌病具有致死性。回顾性研究表明，其死亡率为 54%，且随患者的一般情况、感染的真菌类型和累及部位不同而存在差异。

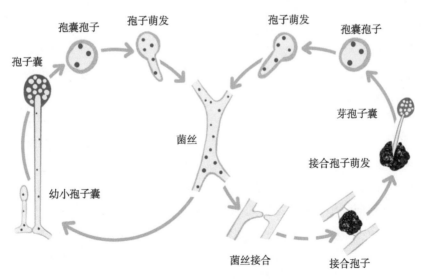

图 1-7　毛霉菌的生命周期

2. 流行现状　毛霉菌病是一种少见的真菌感染性疾病，但是近年来随着医源性免疫受损人数的增加，毛霉菌病的发病率呈整体上升趋势。另外，由于糖尿病、血液系统肿瘤等高危人群数量的不断增加，全球毛霉菌病感染率随之迅速增长，尤其是我国和印度。目前，世界范围内已报道的病毒性肺炎相关毛霉菌病患者中约80%合并有糖尿病，76.3%的患者使用过类固醇激素。据统计，2021年印度毛霉菌病感染者数量激增，可能与使用类固醇类药物治疗病毒性肺炎有关。

3. 环境分布　毛霉菌广泛存在于土壤、粪便等环境中，少数为其他真菌、动植物及人类的寄生菌。它们生长迅速，常为气生孢子，是实验室中常见的污染源。具体的分布因属和种而异。

4. 传播方式　毛霉目真菌以无性繁殖为主，空气中常有孢子分布。人群可经呼吸道吸入孢子而导致鼻、脑部和肺部感染毛霉菌，或经皮肤伤口、食用被毛霉菌污染的食物等途径引起皮肤和消化道局部毛霉菌定植。

毛霉菌病的大多数病例呈散发趋势。少数医疗保健机构的暴发常与胶布、木制压舌板、医院床单、负压室、漏水、空气过滤不良、医疗器械未消毒及建筑结构不合理有关。社区暴发与自然灾害期间引起的创伤有关。

免疫功能正常的人吸入毛霉菌孢子后，一般不会诱发疾病。毛霉病的发病机制与菌体自身特性和宿主免疫状况密切相关。毛霉目真菌具有特殊的免疫逃逸机制，可诱发免疫凋亡，也可通过突变产生耐药性。如果宿主具备有利于毛霉菌生长的内环境，如丰富的游离铁、高血糖、低血清pH及免疫功能低下等，则进一步为其生长与远处播散提供了有利条件。

血管侵袭性是毛霉菌病的重要特点，毛霉菌可以直接沿血管侵袭邻近部位，或通过血液循环向远隔器官播散。通常鼻腔、鼻甲、唇、口腔等微循环丰富的软组织为首先受累的部位，随后菌丝进一步蔓延至鼻旁窦和颅骨底等部位，从而引起眼部或颅内感染。

5. 临床表现　根据临床表现和感染部位，毛霉菌病通常分为5种类型：鼻脑型、肺型、皮肤型、胃肠道型和播散型。其中最常见的是鼻脑型和肺型毛霉菌病，多为暴发性接合菌感染。毛霉菌病的一个典型临床症状是组织迅速坏死，伴或不伴有发热，坏死是由毛霉菌侵犯血管和继发血栓引起的。

（1）鼻脑型毛霉菌病：是糖尿病和肾移植患者最常见的感染，也可发生于中性粒细胞减少症患者、造血干细胞移植或实体器官移植受者。症状包括单侧面部肿胀、头痛、鼻腔或鼻旁窦充血或疼痛、血性鼻涕和发热。随着感染的扩散，患者可能会发生上睑下垂、眼球突出、眼外肌功能丧失和视力障碍等。硬腭或鼻甲的坏死性黑色病变和眼部排出的黑色脓液是常见的诊断标志。

（2）肺型毛霉菌病：常见于血液系统恶性肿瘤或严重中性粒细胞减少的患者。症状是非特异的，包括发热、咳嗽、胸痛和呼吸困难。主要侵犯血管引起组织坏死，最终可发生空洞和咯血。

（3）皮肤型毛霉菌病：可分为原发性感染或继发性感染。原发性感染通常是真菌直接进入破损的皮肤而引起的，最常见于烧伤或其他形式的局部皮肤受损，即使这些患者免疫功能正常。原发性感染产生急性炎症反应，伴有流脓、脓肿形成、组织肿胀和坏死，也可表现为红斑和硬化，常进展为黑色焦痂。当病原体在血液中扩散时，通常会发生继发性感染。开始表现为红斑、硬结和疼痛性蜂窝织炎，随后发展为覆盖有黑色焦痂的溃疡。

（4）胃肠道型毛霉菌病：与其他类型相比，本型的临床形式少见。通常发生于营养不良的患者或早产儿。胃、结肠和回肠部位最常见。症状包括非特异性腹痛、腹胀、恶心和呕吐，并可发生胃肠道出血。胃肠道型毛霉菌病是新生儿毛霉菌病最常见的表现形式，但由于其与坏死性小肠结肠炎的临床表现十分相似，诊断难度很大。

（5）播散型毛霉菌病：可发生在上述任何形式的毛霉菌病之后，最常见于伴有肺部感染的中性粒细胞减少患者。最常见的感染部位是大脑，同时脾脏、心脏、皮肤和其他器官也会受到影响。

（五）肺孢子菌与肺孢子菌病

自 1942 年首次在人类体内发现肺孢子菌，近 10 年在罹患"浆细胞间质性肺炎"的营养不良儿童和新生儿中分离出该菌，这才正式将其与人类疾病关联起来。卡氏肺孢子菌是 20 世纪 80 年代的第一种 AIDS 定义性疾病，累及超过 1/4 的 HIV 感染者。

研究人员多次就其名称和分类进行了修订，肺孢子菌曾经被归类为原生动物。1909 年 Chagas 等将其描述为寄生虫，认为其与克氏锥虫有关，并将其命名为"卡氏肺孢子虫"。1988 年通过对其核糖体小亚基 rRNA 的序列分析证实其属于真菌，更名为"卡氏肺孢子菌"。

肺孢子菌肺炎（pneumocystis pneumonia，PCP）是由耶氏肺孢子菌（*Pneumocystis jiroveci*，PJ）引起的严重感染。大多数肺孢子菌肺炎患者的免疫力低下。

1. 病原体　常见的肺孢子菌有 5 个种，不同株型具有宿主特异性，不同的哺乳动物感染其特异的肺孢子菌，相互之间无交叉感染性。2001 年正式将感染人肺组织的肺孢子菌命名为耶氏肺孢子菌，以大鼠为中间宿主的肺孢子菌仍命名为卡氏肺孢子菌（*Pneumocystis carinii*，PC），而将人肺孢子菌感染引起的肺炎仍然沿用以往名称，称为肺孢子菌肺炎。

2. 环境分布　肺孢子菌广泛分布于自然界，如土壤、水等，但含量较少。该菌可寄生于多种动物体内，如鼠、犬、猫、兔、羊、猪、马、猴等，也可寄生于健康人体。肺孢子菌体外培养非常困难，截至目前，尚不能在体外培养出活菌株，因此有学者推测肺孢子菌依赖哺乳动物生存。

3. 流行现状　肺孢子菌肺炎是一种可能危及生命的机会性真菌感染。本病呈世界性分布，任何年龄段人群均可感染，但免疫力正常者感染后一般不发病。近年来，我国肺孢子菌肺炎的发病率有所上升，患者多伴有基础疾病，如 HIV 感染、器官移植、自身免疫性疾病、肿瘤等。在发达国家，及时高效的抗逆转录病毒治疗，应用复方新诺明作为一级预防，新型诊断工具的应用都有助于降低 HIV 阳性者的感染率。与此相对的是，抗肿瘤化疗药物及免疫抑制药物的广泛应用，实体器官移植和骨髓移植技术不断改良，以及 AIDS 患者预期寿命的提高，非 HIV 患者肺孢子菌肺炎的感染人数在当今时代却急剧增加。

4. 传播方式　患者和隐性感染者是主要的传染源，空气传播被认为是主要的传播途径。研究人员已在动物模型中证实了其为气溶胶传播。然而，除了飞沫传播，潜伏病原体再激活也不容忽视。肺孢子菌是一种机会致病真菌，经呼吸道吸入肺内或定植于呼吸道中，隐性、亚临床或潜在性感染相当多见。一项研究表明，多达 1/5 的人可能在支气管肺泡灌洗液中发现肺孢子菌 DNA。这些数据表明，先前定植的肺孢子菌再激活可能是易感宿主疾病发生的潜在原因。

目前，肺孢子菌是否存在人际传播尚无定论。分子分型研究显示，部分实体器官移植受者和 HIV 患者在医院病房暴发了肺孢子菌肺炎，可能是由于人与人之间的传播。在感染者使用的医院房间、支气管镜检查室和诊室的空气中，可以用 PCR 试剂盒检测到耶氏肺孢子菌 DNA。这些暴发是由于人与人之间的传播，还是来自一些共同的环境来源仍不清楚。基于这些数据，一些专家建议在医院严格隔离肺孢子菌肺炎免疫力低下的宿主，并在临床环境中使用面罩过滤，但目前尚未证实这些方法是否有效。提前应用抗菌药物仍是预防易感个体感染的最有效方法。

5. 临床表现　耶氏肺孢子菌肺炎表现为明显的低氧血症、呼吸困难、干咳和发热，临床表现与物理或放射学检查结果不成比例。免疫抑制或肺水肿、肺移植排斥或功能障碍，以及伴随感染等过程会改变临床表现。在器官或干细胞移植者、类固醇皮质激素治疗或免疫检查点阻断治疗的患者中，肺孢子菌肺炎的病程通常呈急性或亚急性。

HIV 阴性宿主病程更平缓（通常为 2～5 周）。而在 HIV 阴性的肺孢子菌肺炎患者中,肺部受累更严重,动脉血氧分压更低,疾病进展迅速,难以正确诊断,并可导致严重呼吸衰竭,预后极其不良。

值得一提的是,临床感染的演变会因先前存在的肺部疾病(如肺纤维化和慢性阻塞性肺病)或其他疾病的存在而放大。

(六)粗球孢子菌与粗球孢子菌病

1. 病原体　通过分子生物学方法可将球孢子菌分为两个种:粗球孢子菌(*Coccidioides immitis*)和波萨达斯球孢子菌(*Coccidioides posadasii*)。这两种真菌虽然在基因水平上有所不同,有明显的地域分布差异性,前者主要分布于美国加利福尼亚州,但两者菌种形态、表型类似,尚未观察到两个种之间的临床表现差异,且治疗方法相同,因此临床上统称为球孢子菌。

粗球孢子菌属于生物安全三级(BSL-3)烈性病原真菌,在自然界中以菌丝形态存在,以关节孢子传播,感染人体后形成球形厚壁。

2. 流行现状　粗球孢子菌主要流行于美国加利福尼亚州和亚利桑那州,我国仅有零星报道。1956年青岛医学院穆瑞五教授发现并报道了我国第1例球孢子菌病患者,此后输入性病例报道日渐增多,截至2019年8月,我国共报道40余例球孢子菌病病例。一般认为,球孢子菌为域外真菌,疫区外发现该菌感染主要考虑为输入性疾病。目前我国未发现存在区域性流行的特点。在我国该菌感染发生率虽然较低,但人群普遍易感,部分患者症状重、进展快,易与淋巴瘤、结核等疾病相混淆而造成严重后果。

3. 环境分布　球孢子菌为双相真菌,干燥、炎热、碱性土壤适合其生长。因此,球孢子菌病主要在西半球流行,主要分布在美国西南部、墨西哥部分地区和南美洲,高度流行地区包括亚利桑那州南部和加利福尼亚州南部的圣华金河谷。

4. 传播方式　由于施工翻动泥土、沙尘暴、地震等,大量关节孢子进入空气而后被吸入人体肺部,引发人体感染。人体接触被孢子污染的物体表面也可感染,但是发生率较低。据统计,美国1940～2015年共发生47起粗球孢子菌病暴发的案例,其中25起同职业暴露有关,15起发生于建筑工地。

5. 临床表现　粗球孢子菌病的潜伏期为1～3周。常见的感染症状包括乏力、咳嗽、呼吸困难、头痛、盗汗、肌痛和皮疹等。大部分患者可自愈,但有5%～10%的患者可能转为慢性感染,有1%的患者发展为多器官播散感染,常见的播散部位包括骨骼、关节、软组织和中枢神经系统。

(七)组织胞浆菌与组织胞浆菌病

1. 病原体　组织胞浆菌病是由双相型组织胞浆菌所引起的广泛分布于全球的真菌病,其病原菌包括荚膜组织胞浆菌、荚膜组织胞浆菌杜波变种及马皮疽荚膜组织胞浆菌。荚膜变种和杜波变种有地域性差异。杜波变种主要分布于中非和西非。而荚膜变种主要分布于美国中西部及拉丁美洲。荚膜变种主要分布于湿度较高的温带，我国存在其生长的良好条件。

组织胞浆菌属于生物安全三级（BSL-3）烈性病原真菌。

2. 流行现状　2012 年我国一项基于 735 例无出国经历的志愿者的流行病学调查资料显示，8.9% 湖南籍及 15.1% 江苏籍志愿者存在组织胞浆菌皮肤试验阳性，而新疆志愿者阳性率仅为 2.1%。撰写团队进行全国性的回顾性研究，同时针对菌株进行分子流行病学分析发现，1990 ～ 2011 年全国共有 300 例组织胞浆菌病例，病例呈逐年增加趋势；仅 17 例可能为输入性病例，其他病例未发现出国史，此发现改变了以往认为该病全是输入性传播的观念。

3. 环境分布　组织胞浆菌病主要流行于美洲（特别是北美大陆）、非洲及亚洲等地区，欧洲少见，我国的相关报道近期呈上升趋势，经编写团队调查发现，我国 75% 的病例分布于长江流域地区，分别为四川、云南、重庆、广西、湖南、湖北、江西、安徽、江苏。

4. 传播方式　禽类是组织胞浆菌病的主要传染源，吸入被鸟类或蝙蝠粪便污染的泥土或尘埃中的真菌孢子可致本病发生。

5. 临床表现　初次感染荚膜组织胞浆菌后引起的病症取决于暴露的强度、宿主的免疫状态及其肺功能。急性暴露会导致从无症状感染到重症肺炎等一系列病症。潜伏期一般为 3 ～ 21 天，约 95% 的患者无症状。临床表现可分为急性肺组织胞浆菌病、慢性空洞性肺部感染、进行性播散性组织胞浆菌病、中枢神经系统感染、纵隔淋巴结炎、纵隔肉芽肿、纵隔纤维变性、肺结节、支气管结石等。

二、我国真菌病原谱的调查

（一）调研策略

1. 文献调研　编者收集近 10 年来中文文献中关于深部真菌的相关病例报道，以此对我国深部真菌病原谱及流行规律进行调查分析。

文献来源：CNKI 及万方全文数据库，共 4629 篇。文献纳入标准：深部真菌或侵袭性真菌感染的医院报道病例。文献排除标准：体外试验、动物模型、诊断研究、治疗方案、文献综述、会议论文及学位论文等实验性或病例重复的文献。统计分析：对所有检出的文献使用 Noteexpress2 软件进行管理，数据库内去重，核查，并下载全文，对最终纳入的文献进行全文阅读，采用 Excel 表建立病原谱数据库，对文献基本情况及深部真菌病例报道情况进行统计，文献基本情况包括文献发表时间、通信作者机构及所在省份。深部真菌病例报道情况包括真菌报道例数、标本情况、菌种情况及感染部位情况，计数资料以例数表示。

　按照纳入和排除标准，将涉及深部真菌（侵袭性真菌）病例报道纳入的文献为464篇。值得注意的是，尽管是以文献发表年份来区分历年的真菌发生情况，但由于大部分纳入文献均是对临床深部真菌感染病例的总结和回顾性分析文献，以及存在发表时间上的滞后性，实质上这些文献包含和反映的真菌分布情况是近10年来整体深部真菌的发生情况。另外，根据通信作者所在机构统计，除西藏、青海（港澳台不纳入）无文献纳入外，所有纳入的文献均涉及从省到市县的各级医院，这些医院分布在全国29个省（自治区、直辖市），其中，广东、浙江、广西、北京、河南及江苏6省（自治区、直辖市）被纳入的文献最多，均≥30篇，6省（自治区、直辖市）共纳入文献225篇，占总文献数的48%。同时，15省（自治区、直辖市）被纳入的文献超过10篇，基本上覆盖了全国各主要地区（表1-1），考虑到我国人口分布情况及西部和边远地区省份真菌学研究科研能力和水平较低的情况，通过文献调查所获得的数据基本上反映了全国主要人口分布区的深部真菌感染情况。

表 1-1　纳入文献地域分布情况

省份	篇数	省份	篇数
广东	53	陕西	10
浙江	37	云南	10
北京	36	天津	9
广西	36	新疆	9
河南	33	吉林	8
江苏	30	黑龙江	7
上海	25	山西	6
湖南	24	重庆	6
四川	20	贵州	5
山东	19	江西	3
辽宁	18	宁夏	3
湖北	16	甘肃	1
福建	13	海南	1
河北	13	内蒙古	1
安徽	12	合计	464

根据对所纳入文献的统计，共收集深部真菌报道 94 526 例，我们将分别从标本类型、深部真菌感染部位、主要感染菌种及地域分布等方面对我国深部真菌感染情况进行系统分析。

最常见的感染部位是呼吸道及肺，其次是泌尿系统、消化系统（包括口腔及食管等）及血液系统（表 1-2）。由于通过呼吸可以将大气和环境中的真菌及其孢子吸入肺部，因此呼吸系统是普通人生活中接触深部真菌最频繁的部位，也是真菌侵入人体深部的首选线路，一旦机体的免疫力下降，即可引起外源性呼吸道及肺部真菌感染，且其他器官受感染后，病原真菌也易通过血液进入肺部，导致肺部感染。这也提示环境因素对深部真菌感染具有重要的影响。

表 1-2 感染部位分布情况

感染部位	例数	占比（%）	感染部位	例数	占比（%）
呼吸道	5052	29	脑脊液	60	＜1
肺	3537	20	皮肤	43	＜1
泌尿系统	2857	16	肝胆	60	＜1
消化道	1582	9	血管	19	＜1
口腔及食管	1520	9	骨髓	16	＜1
血液	1178	7	骨与关节	8	＜1
腹腔	338	2	眼部	7	＜1
多器官	334	2	创口	5	＜1
鼻腔	244	1	生殖道	4	＜1
导管相关部位	204	1	颅脑	4	＜1
中枢神经	199	1	淋巴结	2	＜1
手术伤口	111	＜1	其他	281	2
胸腔	57	＜1			

念珠菌是我国深部真菌感染的主要菌种，报道次数占比高达 91%，其余依次是曲霉菌、马尔尼菲篮状菌、隐球菌和毛霉菌，除此以外，致病性的孢子丝菌、组织胞浆菌也有不少的报道例数（表 1-3）。

表 1-3　主要深部真菌菌种的分布情况

菌种	例数	占比（%）	菌种	例数	占比（%）
念珠菌	84 169	91	孢子丝菌	124	< 1
曲霉菌	2194	2	青霉菌	57	< 1
马尔尼菲篮状菌	1576	1.7	孢子菌	51	< 1
隐球菌	1065	1	组织胞浆菌	15	< 1
毛霉菌	603	1	其他菌种	1600	2

念珠菌菌种的分布情况见表 1-4，从文献中共统计出 9 种念珠菌感染，白念珠菌、热带念珠菌、光滑念珠菌、近平滑念珠菌和克柔念珠菌是主要感染菌，这 5 个菌种占念珠菌总数的 95%。从念珠菌的年代分布来看，10 年间白念珠菌始终是感染比例最大的菌种。但各年份间白念珠菌感染的比例还是发生了较大变化，与前 5 年相比，近 2 年有下降的趋势。从白念珠菌与年份建立的趋势线来看，10 年来白念珠菌感染比例平均下降约 10%（相关系数 R^2=0.5249），与国内外多个文献报道的趋势一致，这也提示由于唑类药物的使用而导致的白念珠菌感染发生率下降的趋势仍在持续。近年来，近平滑念珠菌和克柔念珠菌感染的比例有上升趋势，两种念珠菌所占比例相当，均为 4% 左右，仅 2014 年有较大波动。其他念珠菌感染比例基本稳定。

表 1-4　主要念珠菌的分布情况

菌种	例数	占比（%）	菌种	例数	占比（%）
白念珠菌	54 388	65	季也蒙念珠菌	260	< 1
热带念珠菌	11 849	14	葡萄牙念珠菌	131	< 1
光滑念珠菌	10 257	12	无名念珠菌	128	< 1
近平滑念珠菌	3178	4	伪热带念珠菌	30	< 1
克柔念珠菌	2592	3	其他念珠菌	1406	2

从纳入的深部真菌感染报道病例统计情况来看（表 1-5），除西藏、青海的报道较少外，我国各地域均有深部真菌感染发生，10 年间深部真菌报道例数超过 1500 例的省份有 17 个，大致覆盖了文献发表大于 10 篇的 14 个省份，其中广东、湖北及黑龙江报道深部真菌病例超过 1 万例。由于所报道病例未必只是由本地区的发病病例构成，因此各省份的报道不一定能直接准确地反映深部真菌感染的地域分布情况，但依然能从中分析出有规律可循的大趋势。

表 1-5　深部真菌感染报道例数的地域分布情况

省市区	例数	省市区	例数
广东	13 819	山东	1549
湖北	13 065	辽宁	1532
黑龙江	11 107	重庆	1448
浙江	7486	河北	1338
上海	5853	陕西	905
江苏	5415	福建	836
湖南	5160	新疆	552
河南	4161	宁夏	518
四川	3622	云南	498
北京	3442	贵州	288
山西	2898	江西	169
广西	2592	甘肃	151
安徽	2384	海南	32
吉林	1927	内蒙古	20
天津	1759	合计	94 526

大气和环境中的真菌是人最直接的接触途径。从大的地理气候区域对深部真菌感染情况进行综合分析发现，以湖北、浙江、湖南、江苏、上海、安徽及以广东、广西为代表的长江中下游地区和岭南地区是全国真菌报道例数较多的区域（均超过 2000 例），而以陕西、甘肃、宁夏、内蒙古及新疆为代表的西北地区是报道病例较少的区域（均不超过 1000 例）。与以四川（3622 例）为代表的西南地区，以辽宁、吉林（均超过 1500 例）为代表的东北地区，以及以河南、北京和山西（均超过 2000 例）为代表的华北地区进行综合比较，发现除人口分布差异外，深部真菌感染与气候也具有相关性。我国长江中下游及岭南地区地处亚热带季风气候区，温暖湿润的环境利于真菌在环境中的传播，因此该区域是我国深部真菌感染的主要发病区，其中以气候温暖潮湿、人口众多的广东最为典型，这与广东是深部真菌报道例数最多的省份这一结论相一致。

从全国各省主要深部真菌（总报道例数大于 600 例）的菌种分布情况分析（图 1-8），各个省份的主要菌种分布结构大体相似，主要报道的菌种均为念珠菌，其中又以白念珠菌、热带念珠菌和光滑念珠菌为主。以真菌感染报道病例最多的广东为例，所报道的深部真菌感染菌种分布情况如表 1-6 所示：①念珠菌占比达90%,与全国的91%几乎一致;②念珠菌主要感染菌种的分布也与全国情况基本相同,占比前四位的不仅菌种一致,且占比值也大致相当,差值不超过4%(表1-7)。

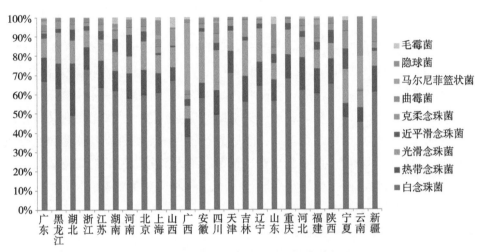

图1-8　主要真菌(*n*>600例)菌种的分布情况

贵州、江西、甘肃、海南及内蒙古5个省份由于报道病例较少(*n*<300例)未列入

表1-6　广东地区深部真菌的分布情况

菌种	例数	占比(%)	菌种	例数	占比(%)
念珠菌	11 247	90	毛霉菌	47	<1
曲霉菌	462	4	卡氏肺孢子菌	38	<1
马尔尼菲篮状菌	221	2	组织胞浆菌	2	<1
隐球菌	158	1	球孢子菌	1	<1
孢子丝菌	124	1	其他菌种	230	2

表1-7　广东地区主要念珠菌的分布情况

菌种	例数	占比(%)	菌种	例数	占比(%)
白念珠菌	7737	69	季也蒙念珠菌	11	<1
热带念珠菌	1511	13	伪热带念珠菌	6	<1
光滑念珠菌	1207	11	葡萄牙念珠菌	2	<1
近平滑念珠菌	348	3	其他念珠菌	326	3
克柔念珠菌	99	1			

从表 1-3 可见，除念珠菌外，曲霉菌是报道病例数最多的致病性真菌，其次是马尔尼菲篮状菌、隐球菌及毛霉菌。

曲霉菌感染中，大部分报道的病例都没有确诊曲霉菌的具体种。临床报道的常见菌种有烟曲霉、黄曲霉、黑曲霉及土曲霉，烟曲霉最为常见，占比达76%。

马尔尼菲篮状菌感染病例大部分发生于南方的省市，包括广西、广东、云南、上海、湖南、福建及四川，其中岭南地区的广西、广东是报道病例数较多的省份。广西纳入的病例占总数的近 72%（表 1-8）。马尔尼菲篮状菌感染主要发生于亚洲热带地区的艾滋病患者中，我国南方地区气候温暖潮湿，加上广西又是我国艾滋病高发区，因此马尔尼菲篮状菌感染具有较强的地域性。隐球菌和毛霉菌也是临床报道病例数较多的非念珠菌感染菌。绝大部分报道的隐球菌感染是由新生隐球菌引起的，仅有小部分（约 1%）是由格特隐球菌感染引起的。毛霉菌感染报道的病例相对较少，主要感染部位是鼻、脑和肺部，但由于病程多呈急性进展，死亡率高，也需引起重视。

表 1-8　马尔尼菲篮状菌的地域分布情况

地域	例数	地域	例数
北京	4	湖北	1
福建	19	湖南	45
广东	221	上海	60
广西	1131	四川	18
贵州	4	云南	67
河南	4	浙江	1
重庆	4	合计	1579

由于深部真菌感染病因复杂，许多病例报道并不按照浅部和深部真菌病进行区分报道，464 篇文献报道的 94 526 例真菌感染病例庞杂，难以检索完全，难免存在一定数量的漏检。一些边远省份的某些病例未被报道，也会造成统计偏差。但总体而言，仍可总结出一些具有参考价值的规律：①从感染菌种来看，我国侵袭性真菌病主要由 9 个属种所引起，包括念珠菌、曲霉菌、青霉菌、隐球菌和孢子丝菌等，以念珠菌感染为主，占总病例数的 91%，念珠菌属中又以白念珠菌为主，占 65%。②从感染部位来看，呼吸道及肺部是侵袭感染最频繁

的部位。③从年代分布来看，10 年间我国真菌病原谱大致稳定，白念珠菌始终是占比最大的病原菌种。其感染比例近年有一定的下降趋势，近年来近平滑念珠菌和克柔念珠菌感染的比例则有所上升，其他念珠菌占比基本稳定。④从地域分布来看，气候温暖潮湿的长江中下游及岭南地区是深部真菌感染报道病例最多的地区。同时，全国各省的病原真菌种群分布结构大体上相似，但各菌种的感染比例存在明显的差异。⑤马尔尼菲篮状菌存在显著的地域分布特征，绝大部分集中在南方各地，广西是马尔尼菲篮状菌感染的高发区。

2. 实地调研　实地调研我国东、南、西、北、中不同地域的 10 家代表性医院，涵盖海陆空三军的部队医院和主要的地方医院，与医院主管领导、临床及检验科医师交流回顾病案，整理总结其真菌检验报告。

（1）上海地区：上海长征医院下辖的上海市医学真菌分子生物学重点实验室、中国医学真菌保藏管理中心隐球菌专业实验室在廖万清院士的带领下长期从事医学真菌的临床与基础研究。通过实地调研，整理医院侵袭性真菌检验报告数据，检验样本主要为脑脊液、血液等无菌体液，检验结果隐球菌感染占80%、念珠菌感染占 20%。与该院主要负责人交流了基于 735 例无出国经历志愿者的流行病学调查发现，8.9% 的湖南籍及 15.1% 的江苏籍志愿者存在组织胞浆菌皮肤试验阳性，这也提示我国可能有此菌的适宜流行地区。

（2）南京地区：南京中国医学科学院皮肤病医院真菌科是国家医学真菌菌种保藏中心的挂靠科室，菌种保藏中心的保藏菌株数量、保藏空间和设施、保藏和鉴定水平均在国内领先。在吴绍熙教授和刘维达教授的带领下，自成立以来一直坚持走科研与临床相结合的道路，以真菌病的临床研究为基础，长期开展医学真菌保藏、真菌病发病机制、治疗学、抗真菌药物评价、流行病学及防治结合措施与方法研究。该中心拥有医学菌种近 2 万株，是目前我国最全的病原真菌菌株库；并对具有中国地域特色的病原真菌如不规则毛霉菌进行探讨，中国特有的不规则毛霉菌对人致病，且对氟康唑、伏立康唑等常用抗真菌药天然耐药，仅对两性霉素 B 及泊沙康唑敏感；而国外的不规则毛霉菌多是环境菌，常引起水果等农作物污染，鲜见对人感染的报道。

（3）广州地区：中国人民解放军南部战区总医院是此次调研中南方地区医院的代表，该医院整理了 216 例真菌检验报告。检验标本主要来自呼吸系统的常见分泌物及肺泡灌洗液，以及血液和脑脊液等无菌体液，病例中曲霉菌感染占 36%，念珠菌占 29%，隐球菌占 6%。从已有的数据看，引发深部真菌感染最多的相关因素是肿瘤放化疗，其次是糖尿病及应用糖皮质激素与免疫抑制剂，三者占总比例的 70%。此外，干细胞、器官、骨髓移植也是引发真菌感染的重要因素。

（4）西安地区：西京医院作为此次调研中西部地区医院的代表。西京医院的真菌检验报告215例，主要采集的是浅部真菌病例，标本为鳞屑、毛发及脓液等，通过直接镜检和分离培养鉴定，主要感染菌为毛癣菌、犬小孢子菌和石膏孢子菌等，引起头癣、体股癣、手足癣等。

（5）沈阳地区：中国医科大学附属第一医院是此次调研北方地区的代表医院。中国人民解放军北部战区总医院作为北部地区军队医院的代表。北部地区共收集医学真菌检验报告4186份，其中侵袭性真菌感染病例3871例，浅部真菌感染病例315例。由于病例较多，具体分析如下：深部真菌标本类型以病损组织最多，其次是尿液和血液，三者占总数的86%。统计病例中有创性操作、糖尿病、肿瘤放化疗及高血压患者最易引发深部真菌感染。病原菌主要为念珠菌和申克孢子丝菌，占总数的96%，其中申克孢子丝菌为我国东北地区所特有。

（6）北京地区：北京协和医院、北京大学第一医院、中国人民解放军总医院第五医学中心和中国人民解放军空军特色医学中心分别代表了此次调研北京地区的综合性医院，涵盖了地方医院和部队医院。协和医院检验科徐英春教授自2009年牵头创建了中国医院侵袭性真菌病监测网（CHIF-NET），截至目前，已经有近300家医院加入，在病例收集、样本采集、检验方法、耐药分析、病原谱研究等方面在国内外产生很大影响。北京大学第一医院下辖北京大学真菌和真菌病研究中心的负责人李若瑜教授从事医学真菌学基础与临床研究30余年，收集来自国内外病原真菌近万株，建立了病原真菌的精确鉴定及真菌病的规范化诊断和体外疗效监测体系。中国人民解放军总医院第五医学中心是目前全国最大、全军唯一的三级甲等传染病医院，是全军传染病诊治中心；中国人民解放军空军特色医学中心是北京市皮肤科门诊量最大的三级甲等医院。2018年6月，程娟和毕世鹏医师分别整理了两家军队医院的医学真菌感染检验报告。

3. 医院真菌检验报告整理　通过对东、南、西、北、中10家代表性综合医院的实地调研和真菌检验报告回顾性采集，共整理病例4801例，其中深部真菌感染病例4203份，浅部真菌感染病例598例。

（1）深部真菌感染：一般是有基础疾病、免疫缺陷的患者，根据此次医院实地调研结果，糖尿病患者感染致病真菌的风险最大，其次是肿瘤放化疗，导管、机械通气等有创性操作的患者（表1-9）。对于统计中HIV感染者占比较小的原因，推测是由于大多数患者在询诊过程中不愿公开病情。

表 1-9　深部真菌感染危险因素分析

危险因素	病例数	占比（%）	危险因素	病例数	占比（%）
糖尿病	632	32.3%	HIV 感染者	16	0.8%
肿瘤放化疗	430	21.9%	干细胞、器官、骨髓移植	16	0.8%
导管、机械通气等有创性操作	347	17.7%	长期使用抗生素	4	0.2%
应用糖皮质激素与免疫抑制剂	70	3.6%	其他	444	22.7%

　　根据十大医院回顾性病例整理在诊断病原真菌感染时的取样标本，总体来看，所取标本部位最多的为病损组织，其次是尿液、血液和痰液（表 1-10）。虽然尿液、痰液比较容易取样，但是更提倡从无菌部位取样，因后者避免了污染菌的干扰，更有利于确诊。

表 1-10　取样标本种类统计

标本种类	病例数	占比（%）	标本种类	病例数	占比（%）
病损组织	1761	41.6%	穿刺液	23	0.5%
尿液	1202	28.4%	胆汁	16	0.4%
血液	440	10.4%	分泌物	61	1.4%
痰液	163	3.9%	粪	117	2.8%
病损脓液	90	2.1%	腹透液	5	0.1%
脑脊液	47	1.1%	黏膜	3	0.1%
胸腔积液	8	0.2%	脓液	2	0.0%
腹水	13	0.3%	咽拭子	52	1.2%
肺泡灌洗液	5	0.1%	CT 检查	17	0.4%
导管附着物	86	2.0%	其他	51	1.2%
引流液	68	1.6%			

　　所调研的 10 家医院在进行病原真菌检测中，最常用的方法是分离培养。从无菌部位取样进行分离培养后检出真菌是诊断真菌感染的金标准，但是由于真菌生长缓慢，在取样和培养过程中都容易受其他杂菌污染，并且有些真菌难于

在体外培养成功，所以常出现漏诊。此外，直接镜检也是常规诊断方法，但是需要操作人员在真菌的形态学鉴定方面有非常丰富的经验。分子检测虽然在回顾性病例中所用的还比较少，但与临床检验科医师的交流发现，其前景广阔，有望实现高通量、标准化鉴定（表1-11）。

表1-11 病原真菌检测方法

检测方法	病例数	占比（%）	检测方法	病例数	占比（%）
分离培养	3918	93.2%	免疫学检测	14	0.3%
标本镜检	179	4.3%	分子检测	8	0.2%
组织病理学检测	45	1.1%	其他	40	1.0%

在10家医院的病原真菌报告中，占比最大的是念珠菌感染，超过50%，其次是曲霉菌和隐球菌感染，与文献检索中报道的次序基本吻合，还有一部分没有最终确诊的具体种属，但是拟诊为真菌感染，使用抗真菌药物可以有效缓解病情（表1-12）。

表1-12 临床分离病原真菌种属类别

真菌菌属	病例数	占比（%）	真菌菌属	病例数	占比（%）
念珠菌	2333	55.5%	毛孢子菌	41	1.0%
曲霉菌	100	2.4%	接合菌	1	0
隐球菌	75	1.8%	其他	1652	39.3%

（2）浅部真菌感染：浅部真菌感染的患者多数为门诊患者，在回顾性调研中，留存病例相对较少，多数预后良好。

医院浅部真菌感染中，常见的疾病为足癣、甲癣、体癣、头癣、手癣等，在闷热潮湿的季节和地域多发（表1-13）。

浅部真菌感染时一般是在患者皮损部位采集标本，如鳞屑、毛发、脓液、甲屑等（表1-14）。

浅部真菌感染在临床上的检测方法相对简单，一般标本采用直接镜检的方法，约占1/3，难以确诊的采用分离培养，约占2/3。

临床上浅部真菌感染以毛癣菌引发的为大多数，其次是犬小孢子菌、表皮癣菌等。马拉色菌在油脂分泌旺盛的部位，如头面部、背部，常发于年轻男性（表1-15）。

表 1-13 浅部真菌感染的临床类型

临床类型	病例数	占比（%）	临床类型	病例数	占比（%）
足癣	149	24.9%	手癣	38	6.4%
甲癣	137	22.9%	花斑癣	4	0.7%
体癣	91	15.2%	真菌性外耳道炎	3	0.5%
头癣	89	14.9%	面部感染	3	0.5%
股癣	84	14.0%			

表 1-14 采集标本种类

标本种类	病例数	占比（%）	标本种类	病例数	占比（%）
鳞屑	491	84.1%	脓液	6	1.0%
毛发	84	14.4%	甲屑	3	0.5%

表 1-15 浅部真菌感染真菌种属分布

真菌种属	病例数	占比（%）	真菌种属	病例数	占比（%）
毛癣菌	432	74.0%	白地霉	1	0.2%
犬小孢子菌	82	14.0%	申克孢子丝菌	1	0.2%
石膏孢子菌	6	1.0%	念珠菌属	2	0.3%
表皮癣菌	4	0.7%	其他	54	9.2%
马拉色菌	2	0.3%			

（二）我国医学真菌病原谱的流行规律

综合文献调研和实地调研的情况，分析概括近 10 年我国医学真菌病原谱的流行规律，尤其是耐药菌的分布特点。

1. 真菌病原菌感染概况 根据真菌侵犯人体的部位，真菌病可以分为深部真菌病和浅部真菌病，其中深部真菌病包括皮下组织真菌病和侵袭性真菌病，浅部真菌病包括皮肤真菌病、甲真菌病和毛发真菌病。

浅部真菌病的发病率高，患病率为 20% ～ 25%，主要是体股癣、手足癣、头癣等，病原菌多为红色毛癣菌、须癣毛癣菌、犬小孢子菌等，常用抗真菌药有效，预后较好。

深部真菌病尤其是侵袭性真菌病在近 20 年中的发病率呈倍数增长，主要原因是近年来艾滋病、肿瘤、器官移植、糖尿病等基础病的大量出现，抗肿瘤化疗药物、免疫抑制剂及激素等药物的大量使用，破坏了人体的免疫系统。免疫缺陷导致侵袭性真菌病发病率显著上升，死亡率达 20% ～ 90%，使侵袭性真菌病已经成为肿瘤、器官移植、艾滋病等重大疾病致死的直接原因。另外，随着人们生存环境的改变，真菌的不断进化也使得新病原体不断涌现。更为危险的是随着抗真菌药物的使用，近年来病原真菌的耐药性不断提高，并出现了超级耐药真菌，病死率高达 60%。本次调研重点对侵袭性真菌进行分析总结。

2. 侵袭性真菌病流行情况

（1）常见的侵袭性真菌病：临床上常见的侵袭性真菌病位居前几位的依次是念珠菌病、曲霉菌病、隐球菌病、毛霉菌病。其中念珠菌病在 ICU 病房最多见，常引发念珠菌败血症和泌尿系统感染；曲霉菌病常见于干细胞移植、实体器官移植和大剂量放化疗患者，常引发呼吸系统感染；隐球菌病主要侵袭人的中枢神经系统，与国外一般感染免疫缺陷患者不同的是，我国非免疫抑制患者占 10% 左右；毛霉菌病多见于糖尿病、重度烧伤及器官移植患者。

（2）常见侵袭性真菌感染的致死情况：念珠菌在病原真菌血液感染中发病率居首位，其病死率约为 45%，高于其他院内血液感染的常见病原体，如凝固酶阴性葡萄球菌（33%）、肠球菌（27%）、金黄色葡萄球菌（21%）。曲霉菌感染的发病率居深部真菌病的第二位，病死率高达 60% ～ 90%。隐球菌感染的病死率一般为 20% 左右，若未经及时治疗，死亡率达 100%。毛霉菌感染主要发生于免疫功能受抑制的患者，常引起多脏器感染，其病程短、发展快，死亡率高达 80% ～ 90%。

（3）罕见的侵袭性真菌病：除常见病原真菌感染外，以往罕见的致病真菌近年来也非常活跃。如双相真菌中的马尔尼菲篮状菌，原来主要分布在东南亚地区，而通过此次调研发现，近 10 年我国马尔尼菲篮状菌感染病例多达 2000 余例，其易感人群主要是获得性或先天性免疫缺陷者，如艾滋病患者、器官移植者等。感染马尔尼菲篮状菌之后，临床表现包括发热、体重下降、肝脾大、淋巴结肿大、呼吸系统和消化系统异常等，文献报道死亡率为 10% ～ 33%。由于感染马尔尼菲篮状菌病例在临床上不常见，容易被误诊误治，皮疹易被误认为水痘。如果能做到早诊早治，治愈率则较高。

还有一些双相真菌如组织胞浆菌、粗球孢子菌，以往主要分布于北美洲、非洲地区，近年来也在中国发现，北京协和医院、北京大学第一医院、上海长征医院都有病例报道。病原菌常通过呼吸道传播，先侵犯肺，再波及其他单核巨噬细胞系统如肝、脾，也可以侵犯肾、中枢神经系统器官及其他脏器。临床表现为干咳、胸痛、呼吸困难、声音嘶哑，中度感染表现为发热、发绀、咯血等，重者可致死亡。

近几年还不断有新发真菌案例的报道。上海长征医院廖万清院士团队报道了全球首例指甲隐球菌引起的脑膜炎，首例胶囊青霉菌引起的肺青霉菌病及首例小红酵母引起的甲真菌病；北京协和医院检验科王澎医师 2017 年报道了我国首例侵袭性伊蒙菌播散性感染病例，上述相关菌株已被我国和荷兰真菌菌种保藏中心永久保藏，这些研究成果促进了国际医学真菌病原学的进一步发展。

3. 我国特色的真菌病原菌流行规律　我国医学真菌病原谱与其他国家相比有一些共性之处，如发病率最高的侵袭性真菌感染为念珠菌感染，其次是曲霉菌、隐球菌等，最多的浅部真菌感染为毛癣菌。除此之外，我国的致病真菌病原体在地域分布上还有一些独特的流行规律。

（1）东北地区：在我国东北地区，广泛分布着申克孢子丝菌，它主要存在于土壤、腐烂的植物及木屑中，是孢子丝菌病的致病菌。该菌易从皮肤损伤的局部侵入，当地居民多因接触芦苇、草原、木材等造纸原料或腐烂植物而感染，申克孢子丝菌病在东北地区有时会暴发流行。病原菌可引起皮肤、皮下发生慢性结节或溃疡，也可侵入肺部和脑脊液引发深部感染。感染后局部易形成急性或慢性肉芽肿样病变，临床上可分为以下两大类：皮肤型（淋巴管炎型、固定型、黏膜型、血源型）；非皮肤型（病变发生在骨、眼等处）。该病的诊断主要依据临床表现、真菌检查、真菌培养和组织病理检查，确诊后需以全身治疗为主，局部治疗效果不明显。在此次调研中，沈阳地区的中国医科大学第一附属医院发现其回顾性真菌病例中有近 50% 的病例为申克孢子丝菌感染。

（2）长江流域：组织胞浆菌是一种重要的致病性双相真菌，在湿度较高的温带地区存活，以往调研发现其主要在北美洲和拉丁美洲的一些特定区域流行，如在美国，该菌感染人群达 5000 万人，且每年新增感染者约 5 万人，在密西西比河流域的某些地区，居民感染率甚至高达 90%。而近年来，报道发现我国长江中下游流域是适宜组织胞浆菌生长的环境区域，蝙蝠是其理想的携带者。既往研究提示我国可能存在组织胞浆菌流行区。笔者通过调研率先提出，组织胞浆菌病在我国长江流域流行的观点，这改变了以往人们认为该病全是输入性传播的传统观点，对该烈性传染病在我国的防控也有重要的指导意义。

（3）岭南地区：马尔尼菲篮状菌是一种世界上较为罕见的双相真菌，但是在我国岭南地区，尤其是广东、广西地区却大量存在，由其引起的真菌感染可发生于健康者，但更多见于免疫缺陷或免疫功能抑制的患者。随着 HIV 感染的发病率增高，马尔尼菲篮状菌病的报道病例也逐年增长。该菌感染的临床表现复杂，可以累及肺、肝、浅淋巴结、扁桃体、皮肤、骨关节、消化道和脾等多器官，其中尤以肺和肝受累最多且严重，常可全身播散，其病死率高，是一种严重的深部真菌病。最初在竹鼠内脏组织中分离出此菌，有研究者认为竹鼠是此菌的主要携带者，有关马尔尼菲篮状菌病与竹鼠相关关系的流行病学调查已陆续展开，结果显示马尔尼菲篮状菌病的流行区域与野生竹鼠的地域分布一致，而广东、广西居民有捕食竹鼠的习惯，其发病率明显高于其他地区，推测这也与当地居民的生活习惯有关。

4. 重要病原性真菌的耐药情况　近年来，各种病原真菌引起的机会性感染发生率正急剧上升，而随着抗真菌药物的使用，真菌的耐药性也持续增加。研究人员表示，致病性真菌对常用抗真菌药物产生耐药性的速度是"史无前例的"。因此，本次调研的一个重点是将我国真菌耐药的现状进行调研分析。

（1）我国耐药真菌分布概况：在我国耐药真菌流行规律研究中，北京协和医院检验科徐英春主任于 2009 年牵头建立了中国医院侵袭性真菌病监测网（CHIF-NET），至今有近 300 家医院加入，这为我国的耐药菌监测提供了良好的平台。

念珠菌是临床上最重要的致病性病原真菌，而唑类药物是临床上应用最广泛的抗真菌药物，最近的资料显示约 94% 的白念珠菌和 97% 的近平滑念珠菌对唑类药物敏感，11% 和 10% 的热带念珠菌分别对氟康唑和伏立康唑不敏感，14% 的光滑念珠菌对氟康唑耐药，11% 的光滑念珠菌对氟康唑和伏立康唑交叉耐药，2% 的光滑念珠菌对阿尼芬净耐药。

临床上，烟曲霉、黄曲霉等引起的侵袭性曲霉病患病率仅次于念珠菌感染，北京大学真菌和真菌病研究中心 2005 年从 1 例肺结核继发曲霉球患者的痰液标本中分离到对伊曲康唑耐药的烟曲霉系列菌株，截至目前，该课题组已分离到耐唑类药物的曲霉菌 20 余株。最近南京学者调查了我国不同城市中烟曲霉对唑类药物的耐药情况，从呼吸道感染标本中分离出 72 株烟曲霉，其中 4 株为烟曲霉耐药株，中国人民解放军疾病预防控制所的学者从 8 个城市 2010 ～ 2015 年的临床标本中分离出 317 株烟曲霉菌，其中 8 株为唑类耐药株。这些工作反映了我国耐药性曲霉菌的分布和分离情况，由此可见耐药性曲霉菌所致疾病已成为全球性健康问题。

由于侵袭性真菌感染日益增多，抗真菌治疗应用越来越广泛，真菌耐药性呈现上升趋势，因此定期了解病原性真菌药物敏感性的流行病学特征具有重要意义。

（2）超级耐药真菌分布情况：耳念珠菌是一种新的病原真菌，于2009年在1名日本患者的外耳道分泌物中首次发现。耳念珠菌主要引起真菌血症、伤口及耳部的感染，因为该菌具有多重耐药和致死率高的特征，被称为"超级真菌"。近年来，耳念珠菌在全世界不同国家快速传播，并导致了严重的院内感染。2016年11月4日，美国疾病控制与预防中心（CDC）官方网站报道，这种新型"超级真菌"已造成至少13人感染，其中4人死亡，该网站每2周更新1次感染情况。到目前为止，在全球5大洲至少20个国家有临床耳念珠菌感染的病例报道，其中包括日本、美国、加拿大、英国、法国、西班牙、印度、巴基斯坦、韩国、中国、南非、科威特和以色列等国家，位于我国"一带一路"倡议沿线上的印度、巴基斯坦等国家是疫情的重灾区。

2018年5月，我国首例"超级真菌"感染病例由北京大学人民医院王辉教授和中国科学院微生物研究所真菌学国家重点实验室黄广华研究员带领的团队通过合作报道，他们对该菌的临床和生物学特征做了系统分析，研究了中国第一株"超级真菌（BJCA001）"的形态、毒性因子、耐药性及致病性特征。该菌株是从一位肾病综合征合并高血压的76岁患者的支气管肺泡灌洗液中分离得到的，系统分析发现，中国菌株与印度、巴基斯坦和法国等国家的分离株亲缘关系比较接近。随后，我国学者在沈阳通过回顾性研究发现15例"超级真菌"病例，在北京新发现2例。

"超级真菌"的主要特点：①生态源头不清楚，自然环境中目前还分离不到该菌，国际同行推测该菌是近年来进化出来的能快速地适应并定植于人体的新菌种；②大部分菌株对目前临床上常用的三大抗真菌药物均具有耐药性（包括唑类、多烯类和棘白菌素类药物），从而导致治疗失败和60%以上的病死率；③诊断和鉴定困难，临床实验室传统的形态和生化诊断方法常错误地鉴定其为其他念珠菌；④它能长时间存活于患者和医护人员的皮肤及医院设施表面，从而导致院内暴发性感染。近年来，"超级真菌"的感染问题引起了全世界临床和基础研究的科学家及疾病防控部门的高度关注。

（三）防治建议

相较于病原真菌发病率、病死率和耐药率的逐年上升，我国医学界对真菌病的重视和研究还远达不到临床防诊治的需求。亟须从国家层面建立医学真菌流行病学监测网络，规范医院取样、检验、诊断、治疗流程，避免抗真菌药物的不合理使用，建立国家级别的医学真菌菌种库和真菌BSL-3实验室，开发具有我国资源优势的海洋药物和中草药治疗真菌病，发挥药物重定位技术在抗真菌药物发现中的积极作用，将我国的医学真菌病防诊治能力尽快提高到国际一流水平。

三、全球真菌病流行现状

（一）美洲

1. 美国 美国国土面积约 962 万平方千米。据统计，截至 2019 年 1 月，美国人口约 3.30 亿，其中非拉美裔白种人约占 62.1%，拉美裔约占 17.4%，非裔约占 13.2%，亚裔约占 5.4%，混血约占 2.5%，印第安人和阿拉斯加原住民约占 1.2%，夏威夷原住民或其他太平洋岛民约占 0.2%。真菌病造成的直接医疗费用为 72 亿美元，如果包括间接成本和社会成本，总费用可能会更高。真菌病相关的住院治疗人数超过 75 000 人次，真菌病门诊就诊人数接近 900 万人次。

（1）念珠菌病：在美国，阴道念珠菌病是继细菌性阴道感染之后的第二常见的阴道感染类型。念珠菌血症是美国最常见的血液感染之一，2017 年美国 CDC 数据显示，念珠菌血症住院病例高达 23 000 例（95% CI：20 000 ～ 25 000），发病率为 7.0/10 万人，≥65 岁老年人的发病率有所上升（20.3/10 万），男性（8.0/10 万）和黑种人（12.6/10 万）的发病率高于女性与非黑种人。南大西洋地区的发病率最高（8.0/10 万），而太平洋地区的发病率最低（6.0/10 万），死亡人数为 3000 人（95% CI：1000 ～ 5000）。

（2）曲霉菌病：由于实体器官和干细胞移植受者的增加及新的免疫抑制剂的使用，侵袭性曲霉菌感染率逐年递增。2000 ～ 2013 年，美国侵袭性曲霉病相关的住院人数平均每年增长 3%，2014 年，美国发生了近 1.5 万例与曲霉菌病相关的住院治疗病例，估计成本为 12 亿美元。2017 年美国 CDC 数据显示，因曲霉菌感染引起的住院人数约 14 820 人，直接医疗总费用为 12.5 亿美元。

（3）隐球菌病：隐球菌易感染艾滋病患者，自抗逆转录病毒疗法出现后，虽然因隐球菌感染而死亡的晚期艾滋病患者数量大幅下降，但仍需高度重视，2000 年美国两个地点监测结果表明，艾滋病患者中隐球菌病的年发病率为（2 ～ 7）/1000，病死率约为 12%。2017 年美国 CDC 数据显示，近 5 年因格特隐球菌和新生隐球菌感染引起的住院人数为 4755 人，直接医疗总费用达 2.5 亿美元。

（4）其他真菌感染：2017 年美国 CDC 数据显示，近 5 年因肺孢子菌肺炎引起的住院人数 1 万余例，直接医疗总费用约 5 亿美元；因组织胞浆菌感染引起的住院人数 4000 多例，直接医疗总费用约 2 亿美元；因毛霉菌感染引起的住院人数 1000 多例，直接医疗费用约 1 亿美元；此外，皮肤癣菌、球孢子菌等感染人数近 2 万人，医疗费用高达 20 亿美元。

2. 加拿大 根据 Dufresne 等统计，加拿大 3550 万人口中（2014 年普查数据）约有 1.8% 的人发生严重的真菌感染，复发性外阴阴道念珠菌病、真菌致敏性哮喘和过敏性支气管肺曲霉病是最常见的真菌感染，其人口患病率分别为 1403/10 万、206/10 万和 174/10 万。

据估计，加拿大每年发生 3000 多例侵袭性真菌感染，其中侵袭性念珠菌病的发病人数约占 2/3，其余为侵袭性曲霉病、地方性真菌病及隐球菌病。

（1）念珠菌病：加拿大每年发生 3000 余例侵袭性真菌感染，其中侵袭性念珠菌病人数高达 2000 余例，50% 为念珠菌血症。其余为念珠菌腹膜炎、眼内炎及外阴念珠菌感染等。

（2）曲霉菌病：侵袭性曲霉病的高危人群包括血液系统恶性肿瘤患者、造血干细胞移植受者、实体器官移植受者及重度慢性阻塞性肺疾病（COPD）患者。每年报道 500 余例侵袭性曲霉病，基础疾病包括急性髓细胞性白血病（AML）、实体器官移植和造血干细胞移植、COPD 等。

（3）隐球菌病：隐球菌年感染患者相对较少，感染率为 0.18/10 万。在加拿大温哥华岛暴发的格特隐球菌病发病率显著高于其他地区，且大部分感染者免疫力正常，该致病菌已蔓延至周边地区。

（4）其他真菌感染：着色芽生菌病在安大略省、魁北克省和曼尼托巴省呈现地方性流行，被认为是地方性流行性真菌病。在安大略省和魁北克省，每年平均发生 40 余例，在曼尼托巴省，2013 年记录了 19 例。

组织胞浆菌病主要发生在安大略省和魁北克省的圣劳伦斯河流域，也被认为是地方性流行性真菌病。在魁北克省南部的患病率为 9% ~ 27%。

3. 巴西 巴西地处热带，人口接近 2.09 亿。巴西是真菌感染的高发地区。据 Juliana Giacomazzi 等估计，巴西约有 380 万现患真菌感染病例。巴西人口中感染 HIV 的人数约为 0.3%，这些艾滋病患者中 30% 没有接受任何抗逆转录病毒治疗，且每年新增 3.4 万例 HIV 阳性患者。

（1）念珠菌病：巴西约有 280 万例念珠菌病现患病例，包括 3 万例念珠菌血症住院患者，5.7 万例食管念珠菌病患者，以及 272 万例复发性念珠菌阴道炎患者。念珠菌血症、食管念珠菌病多继发于 HIV/AIDS、癌症、免疫抑制治疗或手术治疗后，常见于有基础疾病患者。

（2）曲霉菌病：2011 年一项研究显示，巴西曲霉菌病现患人数 100 余万人例，主要为侵袭性肺曲霉病、结核继发慢性肺曲霉病、过敏性支气管肺曲霉病及真菌致敏性哮喘。其中真菌致敏性哮喘的发病人数达 60 万人，占发病首位。

其次是过敏性支气管肺曲霉病（39 万人）、结核继发慢性肺曲霉病（1.2 万人）、侵袭性肺曲霉病（0.8 万人）。

（3）隐球菌病与肺孢子菌肺炎：巴西 HIV 感染者每年约有 6500 人发生隐球菌病，约 4000 人发生肺孢子菌肺炎。

4. 牙买加　根据 2020 年的统计数据显示，牙买加总人口约为 297 万，其中 29% 为儿童（0 ～ 14 岁），60 岁以上的占 11%。

（1）念珠菌病：据 HC Gugnani 等统计，在牙买加每年有 4 万余例女性发生复发性阴道念珠菌病。每年外科手术患者中有 100 余例发生念珠菌血症，20 余例发生念珠菌性腹膜炎。

（2）曲霉菌病：据 HC Gugnani 等统计，牙买加每年约有 1.3 万例过敏性支气管肺曲霉病患者，约 1.7 万例伴有真菌感染的严重哮喘。肺结核伴发慢性肺曲霉病约占慢性肺曲霉病的 15%。

（3）HIV 相关隐球菌病：据统计，牙买加有超过 2.7 万例 HIV 阳性患者，其中 1.6% 的成年人未接受抗逆转录病毒疗法，其中每年约有 50% 合并口腔念珠菌病，15% 合并食管念珠菌病。每年不使用抗逆转录病毒药物治疗的人中有 10% 会发生威胁生命的机会性真菌感染，其中肺孢子菌肺炎的发病率为 80%，隐球菌脑膜炎的发病率为 10%。

（二）欧洲

1. 英国　截至 2021 年，英国人口达 6513 万。其中年龄在 15 岁以下的占 18%，年龄在 65 岁以上的占 16%。

（1）念珠菌病：英国常见的念珠菌病包括念珠菌血症、念珠菌性腹膜炎及食管念珠菌病。2013 年根据实验室监测，全国侵袭性念珠菌血症患者为 5142 人，由于可能存在较大的漏报，因此念珠菌血症这一数值可能被大大低估。另有研究表明，ICU 患者和持续不卧床腹膜透析（CAPD）患者是念珠菌性腹膜炎的易感人群，其中当年持续不卧床腹膜透析人数约 1768 人，而继发念珠菌性腹膜炎者达 88 人。

（2）曲霉菌病：2016 年英国侵袭性肺曲霉病年发病总人数为 2901 ～ 2912 人。其中继发于急性髓细胞性白血病、急性淋巴母细胞白血病、慢性髓细胞性白血病、慢性淋巴细胞白血病、非霍奇金淋巴瘤、霍奇金淋巴瘤及多发性骨髓瘤等血液系统疾病的侵袭性肺曲霉病者为 568 ～ 579 人，继发于 COPD、肺癌等呼吸系统疾病的侵袭性肺曲霉病者为 2333 人。每年估计 CPA 的发病人数约为 1193 例，其中 30% 的患者有肺结节或肺结核。

2016 年数据显示 4933 例曲霉菌病患者中，有 873 例成人患有过敏性支气管肺曲霉病，其中278例为儿童和青少年。此外，有1480例患有曲霉菌性支气管炎。

（3）隐球菌病：已知英国每年确诊100例左右隐球菌病患者，大多数患者可能是HIV携带者。

（4）其他真菌感染：毛霉菌病在英国零星发生，常累及免疫力低下人群，偶尔发生于静脉吸毒者、烧伤或创伤患者或糖尿病患者，鲜与医院传播相关。据统计，平均每年新发57例毛霉菌感染。

另有统计，英国肺孢子菌性肺炎的年发病人数不足600例。

2. 比利时　2020年比利时人口为1143万，人口密度377.2人/平方千米（2018年），弗拉芒族占58%，瓦隆族占41%，德意志族占1%。其中15～64岁人口占国内人口总数的66.1%，65岁以上人口仅占18%。

根据Katrien Lagrou等调查显示，每年比利时约23万人患真菌感染。

（1）隐球菌感染：在比利时，隐球菌性脑膜炎较为罕见。据Katrien Lagrou等统计，在2005～2014年Bolgian National Reference Center报道每年可新发3～12例隐球菌感染患者。

（2）肺孢子菌肺炎：据Katrien Lagrou等统计，在1227例新诊断的HIV/AIDS病例中有15例患肺孢子菌肺炎。2010～2013年由鲁汶大学（Vzlenven）完成的一项关于肺孢子菌肺炎的研究显示，HIV和非HIV感染者继发肺孢子菌肺炎的比例为1：6.1。根据这一比例，估计每年肺孢子菌肺炎病例数为120例。

（3）念珠菌感染：据2013年一项研究显示，比利时当年约555例念珠菌血症患者，发病率约为5/10万，其中30%的患者在ICU确诊。腹腔念珠菌感染是外科ICU患者的常见并发症，当年全国共确诊83例。约有17万例复发性念珠菌性阴道炎的女性。该病在15～50岁女性中的发病率为6%。

（4）曲霉菌感染：据Katrien Lagrou等统计，侵袭性曲霉病的发病人数约为675例/年，主要继发于急性髓细胞性白血病、肾移植、COPD等。慢性肺曲霉病的发病人数为662例/年。过敏性支气管肺曲霉病的发病人数为23 119例/年；真菌致敏性哮喘的发病人数约为30 402例/年。

3. 德国　20世纪80年代末，德国侵袭性真菌病（IFD）的发病人数每年约为36 000例。Markus Ruhnke等根据2012年的数据记录和文献报道对真菌感染的发病率与患病率进行估计，德国每年约960万人（12%）患真菌感染，主要以皮肤真菌感染和复发性外阴阴道念珠菌病为主（95%）。2013年约1880万例患者住院治疗，约89万例患者在医院死亡，其中1.8万例患者与真菌感染有关。

（1）浅表真菌感染：在一项全欧洲真菌性皮肤病的调查中，33%的来院就诊者有浅表真菌病，最常见的浅表真菌病分别为足癣、体癣和甲癣，而头癣较少。根据这些数据，可以估计德国有 672.1 万人感染浅表真菌病。其中足癣和甲癣对儿童和青少年（＜ 18 岁）的影响最为显著。

（2）念珠菌感染：在德国，念珠菌病主要包括复发性阴道念珠菌病、口腔念珠菌病、食管念珠菌病、念珠菌血症及念珠菌性腹膜炎。

据 Markus Ruhnke 等统计，德国复发性阴道念珠菌病的患病率为 6%，即每年约有 2 470 200 例德国女性患病。口腔念珠菌患病人数为 113 565 例 / 年，其中 15 600 例 / 年发生于 HIV 阳性人群，97 965 例 / 年继发于癌症患者；食管念珠菌病患病人数为 3785 例 / 年；念珠菌血症主要发生于 ICU 患者，患病人数为 3712 例 / 年；念珠菌性腹膜炎的年患病人数为 3700 例。

（3）侵袭性肺曲霉病：据 Markus Ruhnke 等统计，侵袭性肺曲霉病的患病人数约为 4280 例 / 年（4.6/10 万）。其中 2569 例 / 年继发于肿瘤，1711 例 / 年发生于 ICU。慢性肺曲霉病患病人数约为 2320 例 / 年。过敏性支气管肺曲霉病患病人数为 123 960 例 / 年。真菌致敏性哮喘患病人数为 163 131 例 / 年。

（4）隐球菌病：德国每年约新增 280 例 HIV 感染患者，其中约 5% 发生隐球菌性脑膜炎。隐球菌的患病率约为 0.07/10 万。最常见的病原体是新生隐球菌格鲁比变种（66%）、新生隐球菌新生变种（19%）和格特隐球菌（3%）。

（5）肺孢子菌肺炎：年新发人数约为 1013 例，发病率为 1.3/10 万。主要继发于 HIV 感染者（860 人）与肿瘤患者（153 人）。

（6）其他侵袭性肺部感染：毛霉菌病的年发病例数为 19 例。地方性侵袭性真菌病（如组织胞浆菌病、球孢子菌病）少见，每年有 10 ～ 15 例新的输入性病例。

4. 法国　2014 年法国人口约为 6580 万，其中 82% 是成年人，7.3% 是 5 岁以下的儿童。对于侵袭性真菌感染（IFI），如侵袭性曲霉病、念珠菌血症、隐球菌病和肺孢子菌病，法国巴斯德研究所有精确的数据统计。

（1）曲霉菌感染：根据统计，法国过敏性支气管肺曲霉病的患病人数约 95 361 例，患病率为 145/10 万。真菌致敏性哮喘的患病人数为 124 678 例，患病率为 189/10 万。慢性肺曲霉病约 3450 例，患病率为 5.24/10 万。这三种曲霉菌病是肺结核、非结核分枝杆菌病、结节病、慢性阻塞性肺疾病的重要并发症。

另据统计，侵袭性曲霉病的发病人数为 1185 例 / 年，发病率为 1.8/10 万，主要继发于肿瘤（800/1185）、重症监护室（120/1185）及原发肺部疾病（97/1185）。

（2）念珠菌感染：一项巴黎地区 24 家三级护理医院真菌感染监测显示，2002 ～ 2010 年整体人群和重症监护病房的念珠菌血症发病率显著增加。据 Gangneux 等统计，2014 年法国的念珠菌血症患者超过 2000 例，发病率为 3.6/

100 万，主要发生于肿瘤患者及 ICU 患者。Gangneux 等基于人口的估计模型显示，念珠菌性腹膜炎感染人数为 486 例 / 年（0.74/10 万），死亡率高达 38%。HIV 感染者食管念珠菌病的发病率为 13.8/10 万。成年女性复发性念珠菌病的发病率约为 2220/10 万。

（3）其他真菌感染：Gangneux 等统计，每 10 万例居民中约有 0.2 例患有隐球菌病。毛霉菌的病例数为 79 例，统计发病率为 0.12/10 万。肺孢子菌肺炎主要发生于 HIV/AIDS 及肿瘤性疾病等有基础疾病的患者，2014 年病例数达 658 例，发病率为 1/10 万。2014 年法国 34 家具有代表性的医院中头癣病例数高达 808 例，病原体主要为 T.soudanense/T.violaceum（32%）、T. tonsurans（30%）、M. langeronii/M. audouinii（20%），由此可见全国头癣病例也极高。

5. 荷兰 2017 年荷兰的总人口为 17 081 507 人，16 ～ 50 岁的女性人口总数为 3 667 386 人。据 Jochem B. Buil 等统计，侵袭性真菌感染约 3185 例 / 年，包括隐球菌病（$n=9$）、肺孢子菌肺炎（$n=740$）、侵袭性曲霉病（$n=1283$）、慢性肺曲霉病（$n=257$）、侵袭性念珠菌感染（$n=684$）、毛霉菌病（$n=15$）和镰刀菌性角膜炎（$n=8$）。非侵袭性真菌病每年有 254 491 例患者，约占人口的1.5%，其中复发性外阴阴道念珠菌病（$n=220\ 043$）、过敏性支气管肺曲霉病（$n=13\ 568$）和重度哮喘伴真菌致敏（$n=17\ 695$）。

（1）曲霉菌感染：据 Jochem B. Buil 等统计，2017 年侵袭性曲霉病共 1283 例，其中 439 例继发于慢性呼吸系统疾病，790 例继发于免疫力低下 / 癌症，55 例发生于免疫力正常的重症流感患者。值得注意的是，在这些病例中，约 145 例侵袭性曲霉病患者由耐唑类药物曲霉菌感染引起。

（2）念珠菌感染：据 Jochem B. Buil 等统计，2017 年荷兰念珠菌病的年发病率为 2.61/10 万。念珠菌血症和念珠菌性腹膜炎的感染人数分别为 445 例和239 例。复发性外阴念珠菌病的患病人数约为 220 043 例，发病率为 1288/10 万。

（3）其他真菌感染：2017 年，毛霉菌病的年发病人数为 15 例，镰刀菌性角膜炎患者 8 例，肺孢子菌性肺炎患者 740 例。

6. 奥地利 2019 年奥地利人口约 885.9 万。其中儿童（0 ～ 14 岁）占14.5%，老年人（＞ 65 岁）占 18%。

（1）念珠菌感染：根据 Cornelia Lass-Flörl 统计，奥地利念珠菌阴道炎现患病例约 11 万；念珠菌血症的发病率很低，仅为 2.63/10 万，经换算每年平均209 例；念珠菌性腹膜炎的发病率约为 ICU 念珠菌病的 40%。

（2）曲霉菌感染：奥地利成人的哮喘患病率为 7%，其中过敏性支气管肺曲霉病患者约 7537 例。血液病和器官移植的侵袭性肺曲霉病患者约为 96 例；

COPD 住院患者中发生侵袭性肺曲霉病者约 283 例。

（三）亚洲

1. 日本　根据 2021 年的统计数据显示，日本的总人口数约为 1.26 亿，男性占总人口的 48.83%，在年龄构成上，0 ～ 14 岁人口占 12.57%，15 ～ 64 岁人口占 59.42%，65 岁及 65 岁以上人口占 28.00%；65 岁及以上人口数量为 3535.68 万人，相比 2010 年增长了 654.35 万人。

（1）念珠菌感染：日本每年约 200 万的女性患有复发性阴道念珠菌病。食管念珠菌病每年感染约 35 万人。每年约有 6000 例念珠菌血症患者，占侵袭性念珠菌病总数的 40%，其中约 400 例患有腹腔念珠菌病。

（2）曲霉菌感染：侵袭性曲霉病患者 1300 余例，主要发生在急性白血病和同种异体干细胞移植术后。约 50% 的肺结核患者合并有慢性肺曲霉病。

（3）其他真菌感染：据统计，毛霉菌病新发病例约 250 例 / 年。

2. 印度　截至 2021 年，印度人口约 13.24 亿，其中成年人（年龄 ≥ 15 岁）约 8.4 亿。全国共有 100 多个民族。

（1）曲霉菌病：据 Ritesh Agarwal 等统计，印度患哮喘病的成年人（年龄 ≥ 15 岁）约 1700 万，成人哮喘患者中患过敏性支气管肺曲霉病的约 150 万，伴有真菌感染的严重哮喘者约占 35%。

估计印度的肺结核患者数约 210 万。慢性肺曲霉病在慢性空洞性肺结核现症患者及治愈患者中的发病率分别为 22% 和 2%。据统计，每年患慢性肺曲霉病的病例约 9 万，死亡率约为 15%。

（2）毛霉菌病：由于人群普遍血糖控制不良及病毒性肺炎的暴发，印度已累计报道超 4.5 万例毛霉菌病病例，逾 300 例死亡。

3. 印度尼西亚　根据 2021 年 2 月的统计数据显示，印度尼西亚总人口数约 2.68 亿。印度尼西亚是一个热带国家，温暖潮湿的环境为真菌提供了良好的生长条件。据 Retno Wahyuningsih 等统计，每年约 770 万人（2.87%）患有严重的真菌感染。

（1）念珠菌感染：据 Retno Wahyuningsih 等估计，每年念珠菌血症的发病例数约为 2.67 万，侵袭性念珠菌病患者约为 6.68 万。一项研究显示，131 例败血症的新生儿中有 55 例为念珠菌血症，而在 ICU 住院的 738 例成年脓毒血症患者中，有 91 例为侵袭性念珠菌病。在 102 例急性白血病儿童中，有 12 例患有侵袭性真菌感染。另一项研究显示，新生儿感染抗生素治疗无效时，最常见的病原体是热带念珠菌。

据估计，每年约 500 万例 15 ～ 50 岁女性患有复发性外阴阴道念珠菌病。

（2）曲霉菌感染：印度尼西亚的结核病患病率很高，而结核感染是慢性肺曲霉病发病的重要危险因素。Retno Wahyuningsih 等指出，约 38 万例已接受治疗的肺结核患者发生了慢性肺曲霉病。由于临床症状相似，有些患者被误诊为复发性结核病。

据估计，印度尼西亚每年侵袭性曲霉病的总发病例数约为 5 万，主要发生在有基础病的患者中，如 COPD、白血病、肺癌和艾滋病等。

（3）隐球菌病：据 Retno Wahyuningsih 等统计，在 HIV 感染患者中，隐球菌脑膜炎的发生率为 9%～21%。在雅加达、万隆、泗水进行的关于 HIV 感染初治患者的血清隐球菌荚膜抗原检测的研究表明，阳性比例在 6.4%～7.3%。在加里曼丹岛进行的另一项研究发现，HIV 感染患者中血清抗原阳性占 5.6%。

（4）组织胞浆菌病：2004 年 Retno Wahyuningsih 等首次在艾滋病患者皮肤播散性感染灶中分离鉴定出组织胞浆菌。在一项研究中，88 份来自肺部感染患者的血清中有 22 份血清组织胞浆菌特异性抗体呈阳性。从 1932 年至今，印度尼西亚各地都有组织胞浆菌病的零星病例报告。

4. 阿曼苏丹国　简称阿曼，位于西亚，是阿拉伯半岛东南沿海国家，根据 2019 年的人口统计数据显示总人口数约 462 万。除东北部山地外，阿曼均属热带沙漠气候。沿海地区炎热潮湿，内陆地区炎热干燥。据 Abdullah M. S. Al-Hatmi 等统计，在阿曼每年约 8 万人患有严重的真菌病。

（1）念珠菌血症：在阿曼，每年平均有 145 例念珠菌血症患者，86.9% 的患者有严重的基础疾病，47.6% 的于 ICU 确诊。最近报道了 5 例病毒性肺炎继发念珠菌感染的病例。

（2）复发性外阴阴道念珠菌病：在约 100 万育龄期妇女中，每年估计有 5 万余例患有复发性外阴阴道念珠菌病。

（3）慢性肺曲霉病：在阿曼，估计每年结核病患者中平均有 26 例合并慢性肺曲霉病。而每年慢性肺曲霉病的总患病例数平均为 156 例，年死亡率约为 15%。

（4）侵袭性曲霉病：根据阿曼癌症病例的粗发病率计算，2018 年急性髓细胞性白血病总病例数为 116 例，估计其中有 10% 患有侵袭性曲霉病。其他非急性髓细胞性白血病的血液系统肿瘤病例总数为 386 例，估计其中 10% 患有侵袭性曲霉病。

（5）毛霉菌病：与念珠菌血症和侵袭性曲霉病相比，毛霉菌病是一种较少见的真菌感染，估计每年阿曼有 8 例新发病例。

5. 科威特　位于西亚地区阿拉伯半岛东北部、波斯湾西北部。其南部与沙特阿拉伯、北部与伊拉克分别接壤。根据 2021 年 2 月的数据显示，该国总人口数约为 477.6 万。

（1）曲霉菌病：念珠菌血症和侵袭性曲霉病是最常见的侵袭性真菌感染。据 Wadha Alfouzan 等估计，科威特侵袭性曲霉病的高风险人群约 5 万人，侵袭性曲霉病的病例总数可能约 700 例，其中绝大多数与 COPD 相关。

科威特的哮喘患病率较高，平均发病率为 25.9%。估计科威特居民中真菌致敏的严重哮喘的病例数约 1 万。

（2）念珠菌病：最近的一项研究显示，从 1448 例病例中共分离出念珠菌属 6 个种的共 2075 株菌株。推测念珠菌血症发病率为 6.8/10 万。在患有念珠菌血症的病例中，42.7% 的患有癌症或免疫力低下，16% 的接受过手术治疗或收治于 ICU。每年约有 150 例新发念珠菌腹膜炎和腹腔内念珠菌病，发病率为 3.5/10 万。其中 82% 的没有基础疾病，15.3% 的接受过手术治疗或收治于 ICU。

科威特一家三级医院进行了一项为期 6 个月的前瞻性研究发现，231 例女性患有复发性外阴阴道念珠菌病，主要致病菌为白念珠菌（73.9%）。在科威特，没有基础疾病的成年女性中复发性外阴阴道念珠菌病的患病率估计为 4.5%。

（3）毛霉菌病：据统计，科威特每年有 20 余例毛霉病患者，绝大多数没有基础疾病史。

（四）非洲

1. 刚果民主共和国 简称刚果（金），位于非洲中部。据 2022 年的统计数据显示，总人口数约 9514 万。

在刚果（金），地方性传染病的死亡率很高：疟疾患病率为 23%，是导致死亡的主要原因；HIV 感染和结核分枝杆菌感染也很常见，刚果（金）是结核病负担最高的 30 个国家之一，在世界居第 11 位，在非洲居第 3 位。

（1）念珠菌病：尽管血培养在刚果（金）相当普遍，但没有关于念珠菌血症发病率的报道。Fructueux M. Amona 等使用模型计算，估计该国每年约 5000 例患者发病。口腔念珠菌病和消化道念珠菌病是 HIV 感染患者常见的机会性感染疾病。据估计，每年有超过 5 万例患者合并口腔念珠菌病和约 3 万例患者合并食管念珠菌病。

（2）曲霉菌病：刚果（金）共有约 355 万成年哮喘患者，占成年人口的 6.9%。根据南非的一项关于过敏性支气管肺曲霉病的研究数据，估计有 2.5%（约 8.8 万）的哮喘患者会发展为过敏性支气管肺曲霉病，有约 12 万例成人患有严重真菌过敏性哮喘。估计每年侵袭性曲霉病有 3000 余例，毛霉菌病约 200 例。

（3）头癣：是儿童最常见的浅表真菌感染。目前刚果（金）每年估计有

355 万例儿童患有头癣。

（4）HIV 感染相关的真菌病：根据 2019 年的数据显示，刚果（金）有 52 万例 HIV 感染者，其中有约 26 万例接受抗病毒治疗，约 1.5 万例死亡，成人患者约占 2/3。

据统计，肺孢子菌肺炎在高危 HIV 感染者中的发病率为 5%，估计在刚果（金）成人中发病人数 2800 余例，儿童发病人数约 600 例。在刚果（金）东部进行的一项研究结果表明，隐球菌脑膜炎在高危 HIV 感染者中的发病率为 11%，即每年有 6000 余例。组织胞浆菌病可能在刚果（金）流行。荚膜组织胞浆菌引起的深部真菌病主要有两种变种感染：荚膜组织胞浆菌荚膜变种和杜波变种，刚果（金）报道的感染菌主要是杜波变种。据估计，刚果（金）每年约有 840 例组织胞浆菌感染患者。

2. 赞比亚　据统计，2021 年赞比亚人口约 1900 万，其中男女比例为 1 ∶ 1.3，年龄中位数为 16.5 岁，0 ～ 14 岁者占 46.3%，65 岁以上者占 2.4%。

（1）念珠菌病：口腔念珠菌病患病人数约为 54 万（其中 HIV 阳性患者约占 55.1%），阴道念珠菌病患病人数为 17 万，大于 15 岁的女性患病率约为 5%。

（2）曲霉菌病：结核病新发病例约为 6 万 / 年，其中合并慢性肺曲霉病的患者平均新增 2500 例 / 年。成人哮喘患病人数约为 91 万（占总人口的 7%），其中过敏性支气管肺曲霉病患者约 2.3 万（占成人哮喘病的 2.5%），严重哮喘患病人数约为 4.6 万，伴有真菌感染的严重哮喘人数约为 2.7 万。

（3）隐球菌病与肺孢子菌病：每年赞比亚新发的隐球菌脑膜炎病例数约为 920 例，肺孢子菌肺炎病例数约为 3000 例。

第二章

病毒性肺炎的病原、流行及诊治

病毒性肺炎主要由呼吸道病毒引起，包括流感病毒、SARS 冠状病毒和 MERS 冠状病毒（MERS-CoV），传染性强、死亡率高，常引起社会恐慌，对人民健康和经济生产造成极大的影响。根据 WHO 评估，每年流感季节性流行在全球可导致 10 亿人感染，其中有 300 万～ 500 万重症病例及 29 万～ 65 万死亡病例，孕妇、婴幼儿、老年人和慢性基础疾病患者等是重症和死亡病例的高危人群。截至 2015 年 6 月，MERS-CoV 在全球的累积感染人数已达 1157 例，造成 434 例感染者死亡。截至 2003 年 8 月，中国内地（大陆）累计报告 SARS 临床诊断病例 5327 例，死亡 349 例，中国香港感染 1755 例，死亡 300 例，中国台湾感染 665 例，死亡 180 例；加拿大感染 251 例，死亡 41 例；新加坡感染 238 例，死亡 33 例；越南感染 63 例，死亡 5 例。

一、冠状病毒及其感染

（一）冠状病毒的概况

冠状病毒是一类具有广泛自然宿主的正链 RNA 病毒。在过去，人类冠状病毒（HCoV）被认为是对人体无害的呼吸道病原体。然而，随着 COVID-19、严重急性呼吸综合征（SARS）的暴发和中东呼吸综合征的出现，人们逐渐认识到冠状病毒能够影响人体多个系统，可导致普通感冒，并进一步发展成严重的呼吸系统疾病。在以往被人熟知的各种类型冠状病毒中，229E、NL63、OC43 和 HKU1 这四种病毒通常只引起轻微的上呼吸道症状，而 SARS-CoV、MERS-CoV 等可引起致命的下呼吸道感染。

本部分着重介绍 SARS-CoV 和 MERS-CoV 这两种典型的冠状病毒概况。

1. SARS-CoV 和 MERS-CoV　SARS-CoV 属于套式病毒目、冠状病毒科、冠状病毒属，为 β 属 B 亚群冠状病毒。病毒粒子多呈圆形，有囊膜，外周有排列较宽、形如日冕的刺突蛋白。病毒呈圆形，直径为 100nm 左右。医院传播是 SARS 非常重要的传播途径，医护人员感染占中国报告病例的 22%，在加拿大则超过 40%。疫情分布于亚太地区，主要为我国。经过农业（农村）部动物冠状病毒疫源调查组溯源研究发现，SARS-CoV 或类 SARS-CoV 可能存在于部分野生动物体内。

中东呼吸综合征（MERS）是由一种特殊冠状病毒（MERS-CoV）感染而引起的病毒性呼吸道疾病，该病毒于 2012 年在沙特阿拉伯首次被发现，2013 年 5 月23 日，WHO 将这种特殊的 MERS-CoV 感染命名为"中东呼吸综合征"。截至2017 年 8 月，WHO 共报道了 2006 例患者，82% 的患者来自沙特阿拉伯，该疾病的病死率约为 35%。因此，MERS 的发病高危人群被认为主要是发病前 2 周内到过中东，尤其是阿拉伯半岛的旅游者或与旅游者密切接触的人群。尽管发病机制不甚明了，但有证据表明病毒可能从阿拉伯骆驼传染到人，但大多数患者未能回忆起与骆驼有任何接触。MERS-CoV 被认为是一种动物源性病毒，亦有人传人的报道，但仅限于医疗机构内与 MERS-CoV 感染患者有密切接触者。临床表现从无症状到轻微呼吸道症状，亦可表现为严重的急性呼吸系统疾病。肺炎患者表现为发热、咳嗽、气短，可发展为呼吸衰竭。

在 SARS 和 MERS 暴发期间，冠状病毒两次跨越物种屏障，成为从野生动物传播到人类的病毒中最突出的例子。目前有学者认为蝙蝠是 SARS-CoV 和MERS-CoV 可能的天然储存宿主，而可能的中间宿主则是感染 SARS-CoV 的果子狸和感染 MERS-CoV 的单峰骆驼。除此之外，蝙蝠还被认为是 SARS-CoV 和MERS-CoV 的原始宿主，同时也被认为是人类冠状病毒如 HCoV-229E 和 HCoV-NL63 的储存宿主。SARS 暴发时，SARS-CoV 起源于蝙蝠（储存宿主），随后转移到果子狸（中间宿主），并在受体结合域（RBD）内进行改变，提高与果子狸血管紧张素转换酶 2（ACE2）的结合。这种与果子狸相适应的病毒，在随后的人类活禽市场的暴露过程中，进一步提升适应性并形成流行毒株。病毒在没有受体结合域适应的情况下，也可以直接从储存宿主传播给人类。

文献证据表明，单峰骆驼（*Camelus dromedarius*）是 MERS-CoV 感染重要的宿主，也是人类 MERS-CoV 感染的动物传染源。受感染的单峰骆驼可能为无症状感染，因此难以明确是否为动物排泄了 MERS-CoV。易感性研究发现，美洲驼和猪对 MERS-CoV 易感，表明 MERS-CoV 可能在单峰骆驼以外的动物物种中传播。动物可能通过牛奶、尿液、粪便、鼻分泌物和眼分泌物排出 MERS-CoV，也可能在动物器官内部储存病毒。

我国暴发 SARS 之后，在广东一个活禽市场的果子狸和浣熊犬中分离出了类似 SARS-CoV 的病毒，从活禽市场获得的动物提取物中保留了在大多数人类提取物中不存在的 29 号核苷酸序列。这对于确定 SARS-CoV 物种间传播的可能至关重要。与之前的报道相比，广东地区蝙蝠冠状病毒的多样性和流行率更高，表明存在宿主 / 病原体的共同进化。在中国菊头蝠种群中也发现类似 SARS 的冠状病毒。体内外研究证实，目前在蝙蝠种群中传播的病毒有重新出现 SARS-CoV 感染的潜在风险。

2. SARS-CoV、MERS-CoV 的流行现状 2003 年 6 月 24 日 WHO 宣布北京不再是 SARS 疫区，截至 2003 年 8 月，中国内地（大陆）累计报告 SARS 临床诊断病例 5327 例，治愈出院 4959 例，死亡 349 例；中国香港感染 1755 例，死亡 300 例；中国台湾感染 665 例，死亡 180 例。加拿大感染 251 例，死亡 41 例。新加坡感染 238 例，死亡 33 例。越南感染 63 例，死亡 5 例。

自 2012 年 9 月首次报告 MERS 以来，各国向 WHO 报告的 MERS 病例数逐步增加。截至 2019 年 7 月 31 日，全球共报告了 2458 例 MERS 实验室确诊病例。其中 848 例死亡（死亡率为 34%）。沙特阿拉伯占发病人数的 80%。另有 27 个国家发现了 MERS，阿拉伯半岛国家包括巴林、约旦、科威特、黎巴嫩、阿曼、卡塔尔、沙特阿拉伯、阿联酋和也门；阿拉伯半岛以外国家报道了旅行相关 MERS 病例，包括阿尔及利亚、奥地利、中国、埃及、法国、德国、希腊、意大利、马来西亚、荷兰、菲律宾、韩国、泰国、突尼斯、土耳其、英国和美国。

（二）SARS 及 MERS 的临床表现

SARS 和 MERS 都有一系列严重的临床表现，从无症状感染到轻度、中度和重度疾病，常并发重症肺炎、急性呼吸窘迫综合征（ARDS）、感染性休克和多器官功能衰竭。SARS-CoV 的潜伏期为 3 ～ 5 天，MERS-CoV 感染的临床表现潜伏期为 2 ～ 14 天。SARS 病例主要见于年轻的健康个体；而 MERS-CoV 感染的 50% 病例发生于中年及以上人群。与 SARS 患者相比，MERS 患者中慢性病，如糖尿病、高血压、慢性肾衰竭、冠心病和慢性肺部疾病的发病率更高。SARS 和 MERS 患者入院时的临床症状主要包括发热、咳嗽、肌肉疼痛和呼吸急促。上呼吸道感染的症状也很常见，如咽喉痛。SARS 和 MERS 患者也会出现非典型症状，如腹泻和呕吐。

其他冠状病毒会季节性感染所有年龄组的人，可能引起严重的下呼吸道感染，特别是免疫力低下的人群，如新生儿和老年人。慢性基础疾病、免疫抑制和高龄会增加严重冠状病毒感染的风险和相关的死亡率。

急性肾损伤（AKI）是 SARS 和 MERS 患者的显著特征。一项研究表明，7% 的 SARS 患者发生 AKI，85% 的患者有蛋白尿。AKI 在 MERS 患者中更为常见，发病率高达 43%。SARS 和 MERS 患者发生 AKI 的发病率高，其机制尚不清楚，可能由于 SARS-CoV 和 MERS-CoV 的 ACE2 受体与二肽基肽酶 4 在肾脏中都高水平表达，病毒结合会导致这些细胞受体功能受损，进而导致发生 AKI 的风险增加。因此，存在肾脏基础疾病和直接的病毒参与可能导致 AKI 的发生。另外，

36% 的 SARS 患者其肌酸激酶（CK）值升高（176 ～ 1466U/L），提示横纹肌溶解症也可能是导致 AKI 风险增加的原因之一。

血液学异常，如血小板计数减少和淋巴细胞数减少在 SARS 和 MERS 患者中很常见。其他的实验室检查结果异常包括肌酸激酶、乳酸脱氢酶、丙氨酸转氨酶和天冬氨酸转氨酶水平升高。

在影像学方面，磨玻璃影是 SARS 患者主要的影像学特征。在一项回顾性研究中，138 例 SARS 患者中有 108 例（78.3%）在病程之初发现胸部 X 线片异常，均表现为磨玻璃影。在这 108 例患者中，59 例为单侧受累，49 例为单侧多灶性或双侧受累。其中，下肺叶（64.8%）和右肺（75.9%）受累较多。除与 SARS 影像学相似的表现，MERS 患者的 CT 表现还包括磨玻璃样浑浊（53%）、实变（20%）或两者兼具（33%）。62% 的病例还出现了胸腔积液，这与 MERS-CoV 感染的预后不良有关。

（三）SARS 和 MERS 的诊断

SARS 和 MERS 的诊断包括确切的接触史和（或）旅行史，以及实验室检查。目前的诊断工具包括分子生物学方法、血清学检查和病毒体外培养。最常见的诊断方法是分子生物学方法检测，如逆转录聚合酶链反应（RT-PCR）或实时 RT-PCR，使用呼吸道标本（如鼻咽拭子、痰液、气管深吸液或支气管肺泡灌洗液）中提取的 RNA。值得注意的是，下呼吸道标本通常比上呼吸道标本易检出更高的病毒载量和基因组片段，与组织敏感性一致。

抗体检测的灵敏度通常低于分子生物学方法，其多用于回顾性诊断。对于抗体检测，急性期和恢复期血清标本之间需要间隔 14 ～ 21 天，这样才能证明抗体效价至少上升了 4 倍。如果只能采集一份样本，需要在症状出现超过 14 天后采样才能有效。当 RT-PCR 的病毒学检测有限或在病程晚期（＞ 14 天）被认为是感染时，可以考虑血清学检查。

病毒培养相对费时费力。在其他诊断方法可用于临床之前，体外培养在初期明确新发传染病极其重要。此外，病毒培养也可以用于体外和体内的抗病毒及疫苗的评价研究。抗原检测试验是证实 SARS-CoV 和 MERS-CoV 感染的另一种潜在的诊断方法，但目前还不被 WHO 现行指南推荐。

（四）SARS 和 MERS 的治疗

目前，尚没有针对 SARS-CoV、MERS-CoV 和其他冠状病毒感染的特效药，因此对症和支持治疗是主要的治疗方法。

一些药物已经在体外和（或）动物模型中显示出一定的有效性，并可能改善患者的结局。目前，临床上最常用的抗病毒药物有利巴韦林、异环磷酰胺和

洛匹那韦 / 利托那韦。

到目前为止,应用利巴韦林和利巴韦林加各种类型的干扰素是治疗 SARS 与 MERS 患者的最常用措施。利巴韦林是一种核苷类似物,通过抑制病毒 RNA 合成和 mRNA 加帽而具有广谱的抗病毒活性。单独用于 SARS 的临床效果不一致。虽然体外研究表明,与 β 干扰素联合使用将使这两种药物具有更好的抗病毒活性,但临床效果仍存在争议。

干扰素对于宿主防御病毒很重要。在体外实验中,干扰素对抑制 SARS-CoV 和 MRES-CoV 都有效,其中干扰素 - β 1b 的抗病毒活性最强。先前的研究表明,各种干扰素对 SARS 和 MERS 患者的治疗都有积极影响,如改善血氧饱和度、快速消退炎症,但对住院时间和长期生存等更重要的结果没有影响。

洛匹那韦和利托那韦均为蛋白酶抑制剂,可抑制 MERS-CoV 3C 样蛋白酶,以调节细胞凋亡。与单独应用利巴韦林相比,联合应用洛匹那韦 / 利托那韦可改善 SARS 患者的预后。虽然洛匹那韦在体外对 MERS-CoV 的有效细胞毒浓度(EC50)仅为 50%,但利托那韦实验疗法在动物模型中已被证明能改善 MERS-CoV 感染的转归。

霉酚酸(MPA)是另一个潜在的治疗选择。霉酚酸经常被用作免疫抑制剂,通过抑制淋巴细胞增殖来防止器官移植中的排斥反应,还可以防止病毒 RNA 的复制。体外研究表明,霉酚酸对 MERS-CoV 有很强的抑制活性,但在非人类灵长类动物模型中的应用表明,所有经霉酚酸处理的动物都发生了严重或致命的疾病,平均病毒载量高于未处理的动物,因此是否使用值得商榷。

恢复期的人血浆被动免疫疗法也被用于 SARS 和 MERS 的治疗。一项荟萃分析发现,只有在发病 14 天内使用恢复期血浆才能降低 SARS-CoV 患者的死亡率。目前正在建立一个使用恢复期血浆治疗 MERS 病例的数据库以检验其安全性、有效性和可行性。

在 SARS 暴发期间,皮质类固醇被广泛使用,通常与利巴韦林联合使用。经验表明,皮质类固醇治疗与较高的血浆病毒载量和并发症的发生有关。许多其他药物,包括抗病毒肽、单克隆抗体、细胞或病毒蛋白酶抑制剂类抗病毒药物,在体外和(或)动物模型中被证明是有效的。

研究表明,很多 MERS 患者最终进展为呼吸衰竭,并接受了侵入性机械通气治疗。与 SARS 相比,MERS 患者发生急性肾损伤和使用升压药治疗的频率也更高。在一项回顾性分析中,升压药治疗被认为是 ICU 患者死亡的独立危险因素。

MERS 的病死率高于 SARS。宿主因素的差异,如年龄和基础疾病可以部分解释这一现象。然而，不同的细胞系敏感性、病毒复制效率、抑制干扰素产生的能力和受体特性也可能是导致 SARS-CoV 和 MERS-CoV 感染结局不同的原因。与 SARS 和 MERS 相比，其他冠状病毒相关肺炎患者的症状相对较轻，恢复较快。

二、流感病毒和流感病毒的流行

（一）流感病毒流行概况

在全世界流感病毒每年导致成千上万人死亡。在大多数情况下，流感病毒感染具有自限性，大多病情轻微，持续 4 ～ 5 天，主要表现为上呼吸道症状。流感最常见的严重并发症和死亡原因是病毒性肺炎和（或）继发性细菌性肺炎。在没有大流行的情况下，11% ～ 19% 的实验室确诊的流感患者需要接受 ICU 住院治疗。老年人、幼儿和有慢性疾病的流感患者最可能发生并发症和死亡。流感患者最常见的基础疾病为慢性肺部疾病，其次是神经系统疾病、血液系统肿瘤和心脏病。在 1918 年西班牙大流感中，20 ～ 40 岁人群的死亡率极高，大多数死因为继发性支气管肺炎、流感相关肺部疾病及心力衰竭。在这次大流行中，据估计世界上约有 1/3 的人患有流感。与其他大流行相比，流感的病死率异常高，约＞ 2.5%（至少 5000 万）。而在 2009 年甲型 H1N1 病毒感染大流行期间，相比之下危重症患者的年龄通常较小。

1957 ～ 1958 年流感大流行相关的肺部综合征包括由流感病毒引起的急性快速进行性肺炎，或合并细菌感染的病毒性肺炎。重症病毒性肺炎患者的病程可表现为呼吸窘迫引起的进行性呼吸短促、发绀、躁动。典型的前驱症状有高热、寒战、咽喉痛、肌痛和干咳。体格检查可发现双侧弥漫性啰音和喘息。胸部 X 线片显示双侧浸润，类似充血性心力衰竭，但无其他容量负荷过重的临床征象。还有许多学者认为，1918 年流感大流行造成的死亡率过高，与继发细菌、真菌感染有关。这一观点得到了尸检研究的支持，这些研究报道了伴有 ARDS 的严重支气管肺炎及与肺部病变相关的细菌培养阳性结果。除严重呼吸衰竭并发症外，流感病毒感染还与中枢神经系统、心脏、骨骼、肾脏和肝脏并发症相关。

（二）甲型 H1N1 流感的流行病学和危险因素

2009 年春季，一种新的病毒病原体猪源甲型流感暴发，大量病例表现为严重的呼吸衰竭。流行开始于美国西南部和墨西哥，随后迅速蔓延到美国其他地区及加拿大，然后再传播到其他国家。WHO 于 2009 年 6 月 11 日对此宣布全球流感大流行警戒 6 级。

2009 年在 H1N1 病毒感染引起的病毒性肺炎患者中，需要 ICU 住院治疗的患者人数远远高于季节性流感。高传播率引起短时间内病例激增，加上危重率高的临床特点，甲型 H1N1 流感的暴发对一些国家的医院资源造成重大压力，尤其是 ICU 医疗资源。据报道，在一些相对资源不足的西半球国家，对有创通气支持的需求大大超过了 ICU 的承受能力。

自 2009 年 3 月流感大流行开始以来，全球累计超过 200 多个国家和地区报道了 18 000 多例死亡病例。在澳大利亚，约 5% 的人口出现了与甲型 H1N1 流感相关的疾病，其中 0.3% 的感染患者需住院治疗，20% 的住院患者需要进入ICU 治疗。在阿根廷大流行期间，有 139 万例流感样病例，其中 1.4 万例住院治疗，截至 2010 年 1 月 2 日累计报道 617 例（4.4%）死亡病例。在英国，13% 的甲型 H1N1 流感患者，包括成人和儿童，住进了 ICU 或特别加护病房，死亡率为 5%。在死亡的病例中，59% 既往是健康的，医院死亡率随着年龄的增长而增加。但总的来说，流感病死率不高（＜0.5%），低于季节性流感的平均水平。

2009 年 3 月 24 日至 4 月 29 日，墨西哥累计报道了 2155 例重症肺炎。Chowell 等发现，87% 的死亡病例和 71% 的重症肺炎病例发生在 5～59 岁，这表明重症肺炎患者与因季节性流感死亡患者的年龄分布差异较大。在澳大利亚和新西兰，有 722 例患者在 3 个月内因确诊甲型 H1N1 流感而住进了 ICU，2005～2009 年 4 年间因病毒性肺炎住院的人数平均为 57 例。

尽管因呼吸衰竭入院的患者年龄较轻，但死亡率最高的是 50 岁以上的患者。与季节性流感相比，2009 年暴发的 H1N1 流行大多累及年轻人。在加拿大，需要重症护理的流感患者中 67% 为女性，平均年龄为 32 岁。大多数患者至少有 1 种基础疾病，最常见的是慢性呼吸系统疾病，如哮喘、慢性阻塞性肺疾病（COPD）、支气管肺发育不良，其他的包括肥胖、高血压、吸烟和糖尿病。因流感入住ICU 的患者，APACHE Ⅱ 平均评分为 20 分，30% 的患者存在并发症。同年在其他国家也发现了类似的发病率数据，其中许多有已知的流感感染的危险因素，同时发现来自澳大利亚、新西兰及加拿大的原住民在重症患者中所占比例过高，约为 26%。有趣的是，肥胖此前与流感并发症并不相关，但却是 2009 年甲型H1N1 流感继发严重呼吸道疾病的主要危险因素。妊娠也是季节性流感合并并发症的危险因素之一，然而 2009 年患甲型 H1N1 流感肺炎的危重孕妇人数较多，导致这一群体的死亡率较高。在加利福尼亚州，2009 年感染甲型 H1N1 流感病毒的孕妇中 22% 需要进入 ICU，死亡率高达 8%。

（三）甲型 H1N1 流感的临床表现与诊断

虽然 2009 年甲型 H1N1 流感的大多数病例是轻度和自限性的，但也有大量病例出现严重的低氧性呼吸衰竭。病毒性肺炎导致患者入住的 ICU 住院率升高，大多数患者表现为快速进展的难治性低氧血症，且胸部 X 线片提示双侧肺浸润。大部分患者符合急性肺损伤或 ARDS 标准。

病毒性肺炎和低氧性呼吸衰竭患者表现为咳嗽、呼吸困难和发热。在大多数病例中，70% ～ 80% 及以上的患者因 ARDS 入住 ICU，需要机械通气。这些出现严重呼吸系统疾病的患者在首次出现症状到发病的中位时间为 2 ～ 6 天，大多数患者需要在入院 24 小时内入住 ICU。与其他原因引起的病毒性肺炎或季节性流感相比，甲型 H1N1 流感患者的胃肠道症状，尤其是腹泻的发生率更高。

甲型 H1N1 病毒感染最常见的影像学表现为双肺斑片状实变和（或）磨玻璃影，通常肺下叶更严重。在 ICU 和进行通气治疗的患者中，胸部 X 线片上 4 个肺区域中至少有 3 个最常受累。胸部 CT 表现与胸部 X 线表现相似，主要表现为弥漫性磨玻璃浸润和实变。

加拿大一项研究显示，2009 年甲型 H1N1 流感肺炎的 ICU 患者入院时平均 PaO_2/FiO_2（氧合指数，正常值为 400 ～ 500mmHg）为 147mmHg，在 ICU 住院第 14 天平均值仍＜ 200mmHg。73% 的患者在病情危重时出现急性肺损伤（acute lung injury，ALI）。大量患者出现除肺以外至少 1 个其他器官功能不全，其中多器官功能障碍综合征（multiple organ dysfunction syndrome，MODS）发病率并不低。

此类患者最常见的死亡原因是伴有难治性低氧血症的严重急性呼吸窘迫综合征（ARDS）及其相关并发症，包括感染、败血症或 MODS 等。最常见的感染并发症是继发性细菌性肺炎，最常见的病原体是金黄色葡萄球菌或肺炎链球菌。

甲型 H1N1 流感肺炎的诊断是基于先前描述的临床表现，以及通过 RT-PCR 和（或）病毒培养检测甲型 H1N1 流感病毒。病毒培养需要长达 1 周的处理时间，因此 RT-PCR（通常是用鼻咽拭子）是首选的技术。在 2009 年大流行期间，人们注意到大于 10% 的病毒性肺炎患者出现鼻咽拭子检测假阴性。因此，在病情严重的情况下，建议用气管插管患者的吸出物或支气管肺泡灌洗液标本，并常需要重复采集以增加 PCR 诊断的准确性。

（四）甲型 H1N1 流感的病理生理学

2009 年甲型 H1N1 流感病毒继发的急性呼吸窘迫综合征是否与病毒的直接损害或宿主对病毒的免疫应答有关尚不清楚。与主要在上呼吸道复制的季节性流感病毒相比，2009 年大流行的甲型 H1N1 流感病毒可在上呼吸道和下呼吸道复制。在一项来自中国香港的回顾性研究中，To 等考察了 2009 年感染甲型 H1N1 流感病毒后不同严重程度患者的临床疾病模式、病毒载量和免疫学特征，发现死亡或有急性呼吸窘迫综合征的患者的鼻咽部病毒载量清除延迟，促炎细胞因子和趋化因子水平更高，患病毒血症的可能性更大。此外，白细胞介素（IL-6、IL-10、IL-15）水平与疾病严重程度显著相关（前期已有研究证实了高IL-6水平与流感导致的疾病严重程度之间的联系）。此外，研究发现不同严重程度的疾病患者初始鼻咽部或气管内病毒载量相似，因此可能并不是感染开始时的病毒载量决定疾病的严重程度。

大部分患者因严重急性呼吸窘迫综合征入院，最终死于多器官功能衰竭。尸检组织的肉眼观察可见，肺部弥漫性水肿伴实变和出血。肺的典型病理表现为弥漫性肺泡损伤，有时伴有出血和坏死性毛细支气管炎。研究显示，2009年甲型H1N1流感患者呼吸道最常见的组织病理学表现为炎症和水肿，上皮坏死和出血的发生率较低。所有病例的肺组织均表现为不同阶段的弥漫性肺泡损伤，包括水肿、透明膜、炎症和纤维化。17例患者有肺栓塞。免疫组化显示在气道上皮细胞、黏膜下腺体和肺细胞中存在病毒抗原。肺巨噬细胞中也常见病毒抗原。这些研究表明，2009年甲型H1N1流感病毒感染针对的是下呼吸道和上呼吸道，从而导致弥漫性肺泡损伤和急性呼吸窘迫综合征。总的来说，这些病理结果与1918年和1957年流感流行的尸检研究中发表的结果相似。

（五）甲型H1N1流感继发急性呼吸窘迫综合征的管理

几项研究回顾了与2009年甲型H1N1流感相关的急性呼吸窘迫综合征发生的危险因素，指出在这些危险因素中，"抗病毒药物治疗是否及时"非常重要。如果患者在确诊后不久就使用适当的抗病毒治疗（如奥司他韦或扎那米韦），可能获得更好的预后。对于有疾病进展危险因素和需要住院的人来说，当怀疑甲型H1N1病毒感染时，尽早使用抗病毒药物尤为重要。如有可能，治疗应该在症状出现后48小时内开始。

根据WHO建议，推荐使用奥司他韦的剂量为75mg，每天2次，对于重症患者和肥胖患者，需要适当提高剂量。另有研究数据表明，危重症患者每天2次经胃/口给予75mg奥司他韦，可持续产生抑制病毒复制的血药浓度。

多数2009年甲型H1N1流感在ICU住院的患者符合ALI或急性呼吸窘迫综合征标准，需要机械通气。许多患者采用无创正压通气（NIPPV）失败，需要插管和有创通气。有一些使用NIPPV成功的报道，但这可能与低氧血症患者较少选择进行这种治疗模式有关。因为接受NIPPV这种通气模式的患者容易产生呼吸飞沫和气溶胶，污染半径可达到0.5m，因此可能有感染医务人员，甚至病毒进一步传播的风险。根据美国国立卫生研究院ARDSNet（ARDS clinical trial network）试验的结果，大多数临床中心对甲型流感患者采用低潮气量通气，这是治疗共识推荐的策略。重度低氧血症需要高水平的呼气末正压通气，一些研究报道平均呼气末正压应为 16 ～ 22cmH$_2$O。其他通气方式，包括气道压力释放通气和高频振荡通气也在使用，但尚没有足够的数据最终说明这些模式对治疗结局有益。

三、其他病毒及其感染

（一）副黏病毒感染性肺炎

副黏病毒是引起呼吸道合胞病毒、副流感病毒和人偏肺病毒肺炎的重要呼吸道病原体。这些感染通常在儿童期发生。几乎所有成年人的血清都呈阳性，但是免疫是不完全的，成年可发生再感染。

1. 呼吸道合胞病毒肺炎　呼吸道合胞病毒（respiratory syncytial virus，RSV）可引起各年龄段人群的急性呼吸道感染。RSV 是一种传统的儿童病毒病原体，可引起成人社区获得性肺炎，在老年患者和免疫缺陷患者中可引起重症感染。其死亡率与流感引起的死亡率相近。临床特征与其他病毒引起的疾病特征没有区别。患者通常表现为上呼吸道感染继发肺炎。喘息、气促是呼吸道合胞病毒肺炎的常见特征。在造血干细胞移植受者和血液病患者中 RSV 是引起肺炎的重要原因。进展为肺炎的风险概率为 18% ～ 55%。在造血干细胞移植后的前几个月感染 RSV 发生肺炎的概率和死亡率更高，其他危险因素包括移植物抗宿主病、年龄增长和脊髓抑制状态。RSV 感染与肺移植后的肺功能下降及闭塞性支气管炎综合征相关。

利巴韦林被美国食品药品监督管理局（FDA）批准用于治疗儿童 RSV 感染。然而，在静脉使用人免疫球蛋白治疗免疫缺陷患者（特别是肺移植和造血干细胞移植受者）的 RSV 感染时，全身或雾化使用利巴韦林是超适应证用药。关于雾化、口服或静脉使用利巴韦林也没有可对比的数据。大多数现有研究支持利巴韦林用于 RSV 感染的免疫力低下患者的治疗。

研究表明，利巴韦林雾化吸入可防止下呼吸道感染的进展。在疾病早期服用可降低 RSV 肺炎患者的死亡率。当使用利巴韦林雾化吸入时，医护人员应考虑成本、潜在的支气管痉挛和致畸风险。早期的研究表明，全身使用利巴韦林会导致患者发生溶血性贫血的概率增加。最近的研究显示，口服利巴韦林在不同程度的患者中耐受性良好。口服利巴韦林防止了闭塞性支气管炎的进展，降低了肺移植患者 RSV 肺炎的死亡率。与雾化相比，口服利巴韦林降低了成本。研究也对静脉注射利巴韦林进行了调查，没有发现静脉注射利巴韦林对降低 RSV 肺炎死亡率有益。

系统性综述研究表明，感染 RSV 的成年造血干细胞移植受者使用雾化利巴韦林联合注射免疫球蛋白治疗后，死亡率较单独使用利巴韦林低。同样，一项针对肺移植患者的研究建议采用积极的多药治疗方案，包括雾化吸入利巴韦林、糖皮质激素和静脉注射免疫球蛋白（含或不含帕利珠单抗），以便保护 RSV 感染患者的肺功能。

帕利珠单抗是一种人源化 RSV 单克隆抗体，在 1998 年被美国 FDA 批准用于由 RSV 引起的儿童严重下呼吸道感染。使用帕利珠单抗预防和治疗免疫力低下患者的研究尚不全面，目前不推荐使用。一项 I 期研究显示，静脉注射帕利珠单抗联合利巴韦林雾化吸入用于治疗造血干细胞移植受体患者的 RSV 感染是安全的。另一个人源化 IgG1 单克隆抗体莫维珠单抗，对 RSV 的亲和力高于帕利珠单抗，有效地减少了 RSV 相关的住院率。现许多预防和治疗 RSV 感染的药物正在不断研发。一种已进入 II 期临床的新药 preatovir（GS-5806）是一种有效的选择性的 RSV 融合抑制剂，可以阻断病毒细胞融合过程，目前正在老年人和伴有急性 RSV 下呼吸道感染的人群中进行药物评估。

2. 副流感病毒肺炎　副流感病毒（parainfluenza virus，PIV）有 3 个血清型，1 型、2 型和 3 型。PIV 感染是引起儿童臀部痉挛的主要原因。其分型随季节变化，视地区而定。目前，我国有关 PIV 感染的流行病学资料还不多。在美国，PIV-3 是最流行的血清型，通常会在 4～6 月份暴发。

PIV-1 和 PIV-2 更常见于秋季发病，而 PIV-3 是住院成人肺炎中最流行的血清型。在没有潜在免疫缺陷的健康成年人中 PIV 感染可以是无症状的，也可以表现为轻度的上呼吸道感染。PIV 感染与哮喘和慢性阻塞性肺疾病加重相关。在一项比较 PIV 肺炎和非 PIV 肺炎临床特征的研究中发现，PIV 肺炎喘息发生率最高。肺炎及重症疾病的危险因素包括高龄、使用类固醇、免疫力低下等。

有血液系统恶性肿瘤和接受造血干细胞移植的患者，其 PIV 肺炎的平均患病率为 37%。下呼吸道感染进展的危险因素为移植后的早期感染、使用类固醇及合并其他病原体感染。在系统回顾中，PIV 肺炎患者的平均死亡率为 27%。其他死亡危险因素包含使用类固醇，存在共同病原体，以及复发或难治性的基础恶性疾病。

目前尚无有效治疗 PIV 肺炎的方法。利巴韦林对 PIV 有抗病毒活性。然而，该药治疗的临床效益是不确定的。

DAS181 是一种新型的唾液酸酶融合蛋白，靶向结合宿主唾液酸的受体以阻止病毒进入细胞。它已经在治疗 PIV 的小型临床试验中得到验证，显示了较好的临床干预潜力，并未发现重大不良事件发生。苏拉明（suramin）作为一种非

竞争性的血凝素 - 神经氨酸酶抑制剂，抑制哺乳动物上皮细胞中病毒复制，可能是一种治疗 PIV 感染的潜在药物。很多学者对干扰小 RNA（siRNA）可杀伤病毒基因感兴趣。siRNA 在细胞层面表现出抗病毒活性，在小鼠鼻内注射可预防 RSV 和 PIV 感染。

3. 人偏肺病毒肺炎　人偏肺病毒（human metapneumovirus，HMPV）引起肺炎和其他严重感染的风险在具有慢性心肺感染或免疫力低下的老年患者中更高。越来越多的学者认识到 HMPV 能引起肺炎并有很高的发病率和死亡率。研究表明，在接受肺移植的患者中，HMPV 感染（没有特异的上呼吸道和下呼吸道感染）可能与急性和慢性同种异体移植排斥反应相关。HMPV 肺炎的治疗主要是支持治疗。口服、雾化吸入或静脉注射利巴韦林和静脉注射免疫球蛋白已用于严重免疫力不全患者。最近，一种具有交叉反应的单抗对 RSV 和 HMPV 融合蛋白都有活性，并发现有可能作为这两种病毒的疫苗使用。

RSV、HMPV 和 PIV（1～3 型）减毒活疫苗与重组疫苗正在研发中。最近的一项Ⅱ b 期研究评估 RSV 疫苗在≥ 60 岁老年人身上的疗效，发现尽管抗体呈阳性，但是疫苗不能预防 RSV 相关急性呼吸道疾病。

（二）腺病毒肺炎

人腺病毒（human adenovirus，HAdV）是双链 DNA 病毒。不同的 HAdV 分型引起不同的临床症状。在免疫功能正常的成人中所引起的呼吸系统疾病通常病情较轻，具有自限性。但在社区里有发生重症肺炎、呼吸衰竭和高死亡率的零星报道。造血干细胞移植和实体器官移植患者的重症 HAdV 感染表现可从无症状到呈现播散性的重症肺炎。腺病毒肺炎死亡率很高。即使免疫功能正常的患者，死亡率也高达 26.7%，部分研究甚至报道了 50% 的死亡率。

目前，还没有药物被美国 FDA 批准用于治疗腺病毒感染。西多福韦在体外对所有血清型腺病毒有良好的活性。很少有研究表明重症腺病毒感染后使用西多福韦联合或未联合静脉注射免疫球蛋白后有临床症状改善。西多福韦的使用因其毒性及低质量证据而受到限制。

Brincidofovir（CMX001）为一种口服的西多福韦脂质缀合物，有可能是一种有发展前途的治疗重症腺病毒感染的药物。

针对 4 型和 7 型腺病毒的口服活疫苗自 1971 年起开始应用，已被证明是安全和有效的。

（三）人类鼻病毒感染

人类鼻病毒（human rhinovirus，HRV）是最常见的引起成人普通感冒的致病菌之一，表现为轻度上呼吸道感染，具有自限性。随着分子诊断技术的发展、下呼吸道 HRV 检测的临床意义越来被重视。虽然在老年人和免疫功能不全的患者中不常见，但 HRV 仍是下呼吸道感染的重要病原体。下呼吸道 HRV 感染的临床结局与感染 RSV、PIV 或流感病毒的结局相似。研究表明，近年来，肺移植患者发生 HRV 感染的死亡率有所增加。

尽管学术界长期进行科研攻关，但仍然没有发现可有效治疗 HRV 感染的药物。

四、病毒性肺炎的流行防控策略及风险评估

与 2002 年 SARS 疫情及其他病毒感染流行相比，2020 年对病毒性肺炎报告更为迅速，一方面进行了快速的基因测序，另一方面在新病毒鉴定成功后的数天内就在全球范围内共享了病毒序列。尽管病毒性肺炎疫情发生后采取一系列应对措施已控制了当地疫情，但是国内外的人员流动仍然造成了该病毒的局部扩散。基于目前的感染情况和疫情播散范围，大规模的人群病毒核酸筛检是有助于控制病毒传播的。

由于病毒性肺炎可能会导致医院内感染，急需强有力的防控策略。根据医疗操作可能传播的风险，做好个人防护、手卫生、病区管理、环境通风、物体表面的清洁消毒和医疗废弃物管理等医院感染控制工作，最大可能地避免医院内感染的发生。

大数据的应用在病毒性肺炎防控中也起到了重要的作用。大数据的运用可以让行政部门迅速统计受累人数及区域，以及按行程大数据溯源等，在疫情预警和研判中起到了关键作用；大数据建立了数据共享机制，让数据公开透明，增加了群众的信任度，减少了社会恐慌；大数据有助于医疗和社会物资、人力资源等按需调配；大数据结合预测模型有助于预判未来某次小流行甚至全球流行的发展趋势，解析传播流行规律，从而帮助制订早期精准阻断流行的策略。

为控制人员跨国流动及可能带来的传播感染风险，不同国家和地区采取了不同的旅行限制措施。数个国家实施的旅行限制可能在一定程度上阻止了病毒性肺炎的全球传播。

个人佩戴口罩等有助于防止呼吸道感染疾病的传播。口罩不仅可以防止感染性气溶胶，还可以防止疾病通过公共交通系统传播给其他易感人群。保持手部卫生是另一种可减少呼吸道疾病传播的重要做法，但是在减少呼吸道病毒传播方面的效果主要取决于飞沫大小。因此，手卫生与使用适当的个人防护设备在阻断病毒传播中十分重要，二者都有助于降低病毒性肺炎的传播风险。

医务人员往往直接暴露于患者，是最容易感染病毒的人群。因此，必须对

所有医务工作者进行预防和保护措施方面的相关培训，以防止发生不必要的接触感染和空气传播感染。此外，一线医护人员应严格遵守感染控制和预防措施，使用个人防护设备，如口罩（N95 或 FFP3）、眼防护镜（护目镜）、工作服和手套等，以避免发生感染。同时还应采取措施保护医务人员的心理健康，因为心理健康状态会影响他们的注意力，从而干扰临床决策。

目前，活禽市场上出售的野生动物是某些病毒性肺炎的可疑中间宿主，因此有必要进一步强化野生动物贸易的监管机制。另外考虑到野生动物在病毒性肺炎的起源中可能发挥的作用，多国政府已经暂时禁止部分野生动物贸易。为防止由人畜共患病引起病毒的传播和暴发，应提倡永久、全面禁止非法野生动物的交易。

与之前的冠状病毒相比，COVID-19 的 R0 值大于 MERS（R0 值＜1），但小于 SARS（R0 值为 2～5）。通过采取战略性的预防和控制措施、尽早隔离患者，可以控制 COVID-19 的暴发。对于发展中国家，因为可能无法建立隔离点以筛查被感染者的活动轨迹，使得及时控制病毒性肺炎成为一项艰巨的任务，所以发展中国家应将其资源和精力转移到加强预防措施的水平上，如控制其他高风险国家人员进入，隔离被感染患者及疑似患者。撒哈拉以南大多数非洲国家的卫生系统都很脆弱，一旦暴发有可能使该系统瘫痪。由于缺乏有效的卫生保健系统，低收入国家对病毒性肺炎进行有效管理的难度颇大。此外，控制输入性病例对于防止病毒性肺炎传播至关重要。有研究显示，COVID-19 输入性病例导致持续的人传人概率估计为 41%。依赖于严密的疾病监测系统，通过减少从症状发作到住院的平均时间，可以将 R0 值降低到 0.012。无症状感染者的出现大大促进了病毒在世界各地的传播，加之全球化进程，国际合作在防止病毒的全球范围内传播中举足轻重。病毒性肺炎均存在再次暴发的可能性。

第三章

病毒性肺炎继发真菌感染的发病机制和危险因素

　　真菌是自然环境中广泛分布的微生物，也是人类皮肤、黏膜表面定居的常见菌，通过躲避宿主免疫系统而与人类共生。然而，在免疫系统受损或宿主屏障遭到破坏的情况下，真菌能够侵入人体的无菌区域，导致致死性感染。据不完全统计，全球 150 万种真菌中有 560 多种可以导致严重的人类感染。相比于其他微生物感染，临床对于真菌感染的认识不深、救治经验普遍缺乏、诊断方法有限、可选药物种类较少，所以救治效果通常更差，死亡率更高。侵袭性真菌感染（invasive fungal infections，IFI）每年夺走约 160 万人的生命，死亡人数等同于疟疾和结核。IFI 患者人数正持续上升，且 90% 以上的感染由致病性酵母菌引起，包括念珠菌属（*Candida spp.*）、毛孢子菌属（*Trichosporon spp.*）、红酵母属（*Rhodotorula spp.*）、隐球菌属（*Cryptococcus spp.*）和白地霉属（*Geotrichum spp.*）等。念珠菌为发病率最高的致病真菌，其导致的感染者死亡率为 15%～35%，甚至在某些发展中国家，其导致的死亡率高达 40%；毛孢子菌是血液病患者引发真菌败血症的最重要病原菌，侵袭性感染死亡率高达 60%～80%；红酵母常引起导管相关性感染，死亡率约为 9.1%；隐球菌感染常见于 HIV 感染 /AIDS 人群，全球每年新发病例约 100 万，死亡率为 9%（发达国家）至 55%（发展中国家）；白地霉属感染常同严重免疫缺陷有关。

　　近年来，主要致病真菌的病原谱也在不断发生变化。例如，非白念珠菌的发病率逐渐高于白念珠菌，然而非白念珠菌对氟康唑的敏感性较低。同时，令人担忧的是，目前毛孢子菌病、隐球菌病及红酵母感染的人数持续上升。除上述已被人类认识多年的常见真菌感染外，由于自然、社会环境不断地改变，许多以往不致病的环境真菌发生进化、突变，逐渐成为致病菌，甚至成为多重耐药的强致病菌。近年来超级真菌耳念珠菌引起了国际传染病领域的广泛关注。由于对几乎所有一线抗真菌药物耐药、目前尚无较好的诊断方法、可以在医疗场所定植数月、具有暴发流行的特性等，耳念珠菌已经成为医学真菌界的首要诊治难题，一旦感染，死亡率达 50% 以上。该类真菌自 2009 年发现以来，已经快速传播至全球五大洲。

一、常见真菌病的危险因素

（一）曲霉菌病危险因素

曲霉菌是典型的机会致病菌，健康人每天吸入大量的曲霉菌孢子却不致病，而某些免疫系统状态较差或罹患肺部疾病的个体，吸入少量的曲霉菌孢子就能致病。曲霉菌导致的疾病分很多种，不同的曲霉病影响不同的易感人群，引起不同的临床症状。侵袭性曲霉病主要累及免疫力低下的人群，其高危因素包括病毒感染（如甲型流感），长期或重度的粒细胞减少症，血液系统恶性肿瘤，造血干细胞或器官移植受体，正在接受高剂量糖皮质激素或其他免疫抑制治疗。过敏性支气管肺曲霉病的危险因素包括囊性纤维化或哮喘。慢性肺曲霉病常发生于有结核病、慢性阻塞性肺疾病或结节病等肺部基础疾病的患者。

（二）念珠菌病危险因素

侵袭性念珠菌病的高风险人群包括重症监护室的患者、中心静脉导管置管患者、化疗患者、器官移植患者、白细胞计数较低的患者、近期接受手术尤其是多次腹部手术的患者、在院内接受大量抗生素治疗的患者、全胃肠外营养（经静脉输送）者、肾衰竭或血液透析者、糖尿病患者、早产儿等。吸毒也是侵袭性念珠菌病的患病风险，尤其是血液感染、心脏瓣膜感染及骨骼和关节感染的风险。

耳念珠菌感染的高危人群主要包括疗养院或体内有留置管（如吸氧管、胃管或中心静脉导管）的人群。研究数据表明，耳念珠菌感染的危险因素和其他类型的念珠菌感染的危险因素大致相同，包括近期手术、糖尿病、应用抗真菌药和广谱抗生素等。从婴儿到老年人的全年龄段皆可患病。

（三）毛霉菌病危险因素

既往毛霉菌病的发病率低，但在病毒性肺炎疫情下于印度等地暴发。毛霉菌病多见于有基础疾病或长期口服激素、免疫抑制剂的患者，包括糖尿病、癌症、器官移植、干细胞移植、中性粒细胞减少症、长期使用糖皮质激素、吸毒、腹部手术、烧伤或创伤导致的皮肤损伤者，以及早产和低体重儿。

（四）隐球菌病危险因素

一般健康人很少感染隐球菌。大多数隐球菌感染都发生于免疫力低下的人群，如艾滋病（CD4 < 200 个 /μl）患者，器官移植患者，正在服用皮质类固醇、

治疗类风湿关节炎的药物或其他削弱免疫功能药物的患者。

（五）肺孢子菌病危险因素

大多数患有肺孢子菌病的人免疫力较弱，没有较强的抵抗感染的能力。在肺孢子菌病患者中 30% ～ 40% 的患有艾滋病，其他因素包括服药（如皮质类固醇）或患有其他基础疾病。

（六）粗球孢子菌病危险因素

粗球孢子菌病是地方性流行病，主要继发于美国西南部、墨西哥部分地区、中南美洲等地，而中国不是传统粗球孢子菌的流行区。需要重点关注在上述流行区域内暴露在大量粉尘中的人群，如建筑工人、农民、考古学家等。重度或弥漫性粗球孢子菌病的危险因素包括非裔或菲律宾裔、HIV 感染、使用免疫抑制剂、器官移植、糖尿病者或孕妇。

（七）组织胞浆菌病危险因素

组织胞浆菌病的主要传播机制是吸入翻动土壤后的孢子气溶胶，导致从无症状到播散性的肺炎。尽管组织胞浆菌病在流行地区更为常见，但非流行地区报告的本土和输入病例也在增加。免疫功能低下的人感染组织胞浆菌病的风险显著增加，包括 HIV 感染患者、器官移植患者及正在使用激素治疗的患者。组织胞浆菌病的环境相关危险因素包括野外观鸟、蝙蝠洞探险、砍伐竹子、燃烧竹子。组织胞浆菌病的职业危险因素包括建设道路，铺设屋顶、桥梁，建造水塔等。

二、病毒感染合并真菌感染的发生机制

（一）损伤宿主细胞屏障

冠状病毒入侵宿主细胞主要有两个分子参与。一个是 ACE2 受体，该受体不仅在肺上皮细胞中高度表达，而且在食管、胰腺、回肠和结肠等处黏膜及心血管和肾组织的上皮细胞中也大量表达，新型冠状病毒（SARS-CoV-2）与其他冠状病毒类似，均可通过刺突蛋白与宿主的细胞表面受体（ACE2 受体）结合，侵入宿主细胞内部。因此，如 SARS-CoV-2 等冠状病毒可造成包括呼吸系统、心血管系统、神经系统、胃肠道、肝脏、胰腺、眼等多系统或器官受累，而 ACE 活性的插入 / 缺失多态性也可能是宿主多系统真菌感染的危险因素之一。

除 ACE2 外，另一个在病毒入侵过程中发挥"助攻"作用的关键分子是人体细胞中跨膜丝氨酸蛋白酶（TMPRSS2）。由于 TMPRSS2 可对 S1/S2 结构域进行切割，从而激活刺突蛋白，因此可促进冠状病毒突破靶细胞屏障。

（二）破坏淋巴细胞

多项临床观察发现，冠状病毒性肺炎患者中常出现轻度的淋巴细胞减少，进而造成真菌易感性增加。淋巴细胞减少的主要原因是淋巴细胞表面普遍存在ACE2 受体，导致其可被 SARS-CoV-2 直接裂解。次要原因包括：①"细胞因子风暴"引起的肿瘤坏死因子 α 和白细胞介素（IL-6、IL-7、IL-2 等）水平增高，促进淋巴细胞凋亡；②细胞因子介导的淋巴组织萎缩；③乳酸酸中毒引起淋巴细胞增殖受到抑制。

（三）造成机体高炎症反应状态

在冠状病毒感染时，宿主危险相关分子模式（danger associated molecular pattern，DAMP）的释放可加剧宿主肺损伤和炎症反应。在冠状病毒感染的患者中也观察到了较为严重的炎症反应，造成其真菌易感性增加。晚期糖基化终末产物（advanced glycation end product，AGE）的 DAMP 与 Toll 样受体整合后，会提高烟曲霉菌感染的炎症反应。另外，有学者提出，病毒性肺炎患者发生毛霉菌感染的机制之一主要是宿主溶血增加，血清铁蛋白水平升高，因此丰富了真菌的营养来源。

三、真菌－病毒共感染的危险因素

（一）患者基础状态

无论何种病毒性肺炎，患者的基础状态对真菌感染的易感性影响很大，造血干细胞移植、实体器官移植，以及高强度免疫抑制剂、广谱抗生素、激素类药物、各种置管技术的广泛使用及 HIV 在全球的持续蔓延，是真菌病流行的重要原因。

一项研究显示，新型肺炎相关肺曲霉病（CAPA）患者有较高的基础疾病比例，高血压占 49%，糖尿病占 26%，肥胖症占 23%，COPD 占 14%，心脏病占 14%，高胆固醇血症占 11%，哮喘占 9%。高血压、冠心病和糖尿病均可能增加感染风险，由 COPD 或哮喘引起的结构性肺损伤增加了 IPA 的易感性。

（二）病程因素及临床干预措施

与重症流感患者相似，COVID-19 患者高发 COVID-19 相关肺曲霉病及COVID-19 相关念珠菌病最重要的危险因素包括在 COVID-19 病程中严重的肺损伤，发生 ARDS 后使用类固醇皮质激素，在重症监护中使用广谱抗生素及发生其他并发症。

肺纤维化可以由病毒抗原激活的细胞因子风暴、药物毒性、高气道压力和低氧引起的机械通气导致的急性肺损伤引发。尽管间质性肺纤维化本身并不促进侵袭性真菌感染（如侵袭性肺曲霉病）的发展，但是一部分 COVID-19 患者需要长期接受类固醇皮质激素治疗，使他们在病毒感染急性期的数年后易发生 COVID-19 相关肺曲霉病。总体而言，迄今为止公布的 COVID-19 相关肺曲霉病病例中，约 1/3 的曾接受过全身性糖皮质激素治疗。在发生 ARDS 的 COVID-19 患者中，系统性皮质类固醇可用于缓解免疫反应并预防细胞因子风暴，但同时可能增加继发性感染的可能性。

在 ICU 住院的 COVID-19 患者中有 3/4 以上使用了广谱抗生素。人类肠道微生物组中细菌和真菌高度复杂，细菌成分最多，抗生素的使用会导致微生物组稳态组成的紊乱，一旦免疫系统受损，加上机械屏障破坏导致菌群移位，可能使宿主易受侵袭，从而促进真菌病的发生。

托珠单抗是采用哺乳动物细胞（CHO）表达的一种重组人源化抗人 IL-6 受体单克隆抗体，通过抑制 IL-6 受体的活性而发挥作用。由于高水平的 IL-6 与 COVID-19 的不良预后具有相关性，因此，托珠单抗可用于 COVID-19 细胞因子风暴综合征的治疗，但这一治疗方式增加了真菌感染的风险。Spinello Antinori 等发现，43 例重型 COVID-19 患者在 ICU 和传染病病房接受了为期 11 天的托珠单抗治疗，其中 3 例患者出现念珠菌血症，1 例出现念珠菌性眼内炎和心内膜炎。另外，Koichiro Yamamoto 等也报道了联合使用糖皮质激素和托珠单抗导致的 COVID-19 相关性念珠菌血症的案例。

第四章

病毒性肺炎合并真菌感染流行现状

　　病毒性肺炎继发真菌感染是十分严峻的问题。病毒性肺炎患者继发曲霉菌、毛霉菌、"超级真菌"等严重感染层出不穷，使重症患者病情进一步复杂化。据回顾性分析，每年有 300 万～ 500 万人新患重症流感，其中 5% ～ 10% 需要进 ICU 治疗，这一部分患者罹患侵袭性曲霉病（IPA）的概率约为 19%，近 50% 患者继发感染；2003 年 SARS 疫情期间患者并发侵袭性真菌感染的比例为 14.8% ～ 27%，占所有并发感染的 44%。另外，由于实体器官移植手术率上升、癌症治疗手段的快速进展、自身免疫病诊治策略的不断突破，近年来免疫缺陷人群的数量不断增加、生存时间明显延长。由于高危人群疾病谱的深刻改变，机会性感染的病原谱也发生了显著变化，其中真菌感染正逐渐成为最难诊治、最为致命的感染之一。

　　本章旨在结合团队收集的第一手数据及已公开的学术资料，总结病毒性肺炎继发真菌感染的流行现状。

一、COVID-19 相关肺曲霉病

　　COVID-19 相关肺曲霉病（COVID-19 associated pulmonary aspergillosis，CAPA）在重症患者中有较高的发病率。多中心前瞻性队列研究发现，COVID-19 重症监护患者患侵袭性真菌疾病的发病率为 26.7%，其中侵袭性酵母菌感染的发病率为 12.6%，而 COVID-19 合并曲霉菌病仍然占侵袭性真菌感染病例的大多数（约 14%）。值得注意的是，近期针对多例机械通气患者的研究表明，机械通气的 COVID-19 患者的 CAPA 发生率为 20% ～ 30%。

　　迄今为止 COVID-19 合并曲霉菌病的发病率差异很大，机械通气危重患者的 COVID-19 合并曲霉菌病的发病率为 4% ～ 35%，导致这一现象的原因有很多。

　　首先，侵袭性真菌感染和 COVID-19 合并曲霉菌病诊断困难，发病率可能被低估。特别是在 COVID-19 相关的急性呼吸窘迫综合征的情况下，COVID-19 合并曲霉菌病的临床和影像学表现类似于严重的 COVID-19；在非中性粒细胞减少的患者中，由于曲霉菌早期主要侵袭气道，血液检测缺乏敏感性。由于 COVID-19 有通过支气管镜检查、支气管肺泡灌洗或尸检传播的风险，很少有原

发感染部位的采样。COVID-19 合并曲霉菌病和 COVID-19 之间的影像学结果难以区分，仅靠细针尸检不足以发现局灶性 COVID-19 合并曲霉菌病，两者都有气溶胶形成。真菌是很容易被忽视的感染病原体，由于需要特定的专业知识和意识，COVID-19 合并曲霉菌病的诊断很困难。此外，在世界各地的许多地方，因为传染病的重点往往是更常见的细菌和病毒感染，临床真菌学仍然是被忽视的分支学科，甚至在传染病领域也被忽略。

其次，对危重 COVID-19 患者进行曲霉菌病筛查是非常必要的，但是作为筛查工具的半乳甘露聚糖检测（galactomannan，GM 试验）的效果有限，其在曲霉菌病中的敏感度很低，为 21%。用 G 试验〔（1-3）-β-D- 葡聚糖定量检测〕进行筛查可能会更好，还可以检测念珠菌感染，因此血清 G 试验可作为基本筛查试验。然而，大多数医院无法获得快速的检测结果，因此限制了本项筛查的可行性，但随着最新的快速检测试剂的引入，或许 GM 试验筛查将在 1 小时内获得结果。此外，G 试验是一种真菌标志物，对曲霉菌病或任何其他真菌疾病没有特异性，需要对筛查阳性者进一步行血液和支气管肺泡灌洗液检测，如培养、GM 试验、PCR 或其他曲霉菌相关的试验。鉴于肺泡灌洗液获得困难，非支气管镜灌洗液和气管抽吸物样本培养可作为筛查手段。同时考虑到可行性和检测效力，使用血清 G 试验对 COVID-19 患者进行真菌病筛查，以及使用非支气管镜灌洗液 / 气管抽吸物的真菌培养可能是侵袭性真菌病筛查的首选方案。

重型 COVID-19 的治疗方法不一，特别是地塞米松治疗和抗 IL-6 治疗可能会导致双重感染的发生率增加，包括重型 COVID-19 患者继发曲霉菌病这一情况。虽然我们也可以在没有全身使用激素的患者中观察到曲霉菌病较高的发病率，但总的来说，类固醇皮质激素的使用显著增加了曲霉菌病的发病率。

COVID-19 合并曲霉菌病相关死亡率非常高，据估计高于 40%。在 COVID-19 插管患者中，COVID-19 合并曲霉菌病与死亡事件显著相关。在 COVID-19 患者中，未接受抗真菌治疗的患者合并真菌感染的死亡率约 90%，而接受抗真菌治疗的患者死亡率显著降低至 38.5%。早期和精准的抗真菌治疗对提高 COVID-19 合并曲霉菌病生存率至关重要。伏立康唑通过 CYP2C19、CYP2C9 和 CYP3A4 代谢，仍然是侵袭性曲霉病的一线治疗药物。与伏立康唑相比，艾沙康唑显示出良好的药动学特征，毒性较小，药物 - 药物相互作用小，可能是首选治疗方法。

两性霉素 B 脂质体是治疗侵袭性肺曲霉病的主要药物，但该药具有肾毒性，可能导致肾功能进一步下降，对于 COVID-19 感染患者要格外注意。如果考虑到安全性，伊曲康唑或泊沙康唑可能更佳。COVID-19 合并曲霉菌病存在唑类耐药现象，因此在唑类药物耐药患者中两性霉素 B 脂质体可能是首选治疗药物。研究发现，ICU 患者吸入两性霉素 B 脂质体可有效预防曲霉菌病的发生。

目前一些新型抗真菌药物，如 fosmanogepix 和 olorofim 的疗效可能与唑类药物类似，应用前景广阔。其他正在研发的新型抗真菌药物，如 rezafungin、ibrexafungerp 和 PC945e，一旦获得批准，可能也具有不错的临床疗效。

总之，COVID-19 合并曲霉菌病与危重型 COVID-19 患者高死亡率有关，早期诊断和恰当的抗真菌治疗会降低死亡率。另外，对 COVID-19 患者进行曲霉菌病和其他真菌病的筛查是必要的。根据当地可用的医疗资源，对气管抽吸物、肺泡灌洗液进行真菌培养、GM 试验和曲霉菌 PCR 检查。经验性系统抗真菌治疗也值得推荐。急需进行大规模的多中心研究，以进一步了解 COVID-19 侵袭性曲霉病的发病机制，以及最佳的诊断和治疗策略。

我国相关研究发现，COVID-19 患者中曲霉菌感染率高。由于缺乏标准化的诊断来定义 COVID-19 合并曲霉菌感染，目前报道发病率不一，在江苏省、浙江省等地的相关研究中，23.3% 的 COVID-19 患者（60/257）的咽拭子样本经曲霉菌检测呈阳性；另有研究显示，27.1% 的 COVID-19 患者（13/48）发生了真菌感染；但也有研究结果提示，COVID-19 合并曲霉菌的感染率较低，为 3.2% ～ 5%。由于培养检查的敏感性低，GM 试验应用有限，肺曲霉病的诊断较为困难，同时可能存在将上呼吸道的曲霉菌定植诊断为曲霉菌感染的假阳性情况。

国外研究报道了 COVID-19 急性呼吸窘迫综合征患者中曲霉菌的高发病率，为 20% ～ 35%。COVID-19 合并曲霉菌感染后病情进展较快，住院中位天数为 6 天（极差：3 ～ 28 天）。一项报道指出 35 例此类病例总死亡率为 63%（22/35），其中女性 4 例（4/8，50%），男性 18 例（18/27，67%）。法国、德国、比利时和荷兰报道的病例死亡率为 44.5% ～ 66.7%，荷兰报道的有基础疾病患者的病死率为 100%，而没有基础疾病的 2 名患者全部存活。出现的急性呼吸窘迫综合征 COVID-19 患者通常是老年人，而普通流感患者既有小于 5 岁的儿童，也有大于 65 岁的老年人。即使只在上呼吸道样本中检测到真菌感染，在获得曲霉菌阳性结果后也应立即开始系统性抗真菌治疗。另外，唑类药物耐药性可能与更高的死亡率相关，因此需使用抗真菌药敏试验指导治疗。

基于多年深厚的国际合作基础，获准成立 "一带一路" 真菌病防控国际联合实验室（项目编号：21410750500）。为探究需要机械通气支持的 COVID-19 患者发生肺部真菌感染的临床特点和发病情况，本书编写团队 2020 年在境外完成了一项规模较大的多中心流行病学研究，拿到第一手数据，并进行了发表。

本研究实施于真菌病监测网中的 3 个境外中心。通过收集机械通气的 COVID-19 患者的支气管肺泡灌洗液和血清样本并培养，同时进行 GM 试验和 G 试验。根据患者临床症状、影像学检查和真菌学检测结果诊断可能的 "COVID-19 相关性肺部丝状真菌感染"（COVID-19 associated pulmonary mold infections, CAPMI）。在 3 个中心有 302 例 COVID-19 患者入住 ICU，185 例因氧合不佳进行了机械通气，其中 105 例机械通气时间≥ 4 天。105 例患者的平均年龄为 65.2 岁，14 例没有任何基础疾病，而其余 91 例存在基础疾病，其中高血压（48/105，45.7%）、缺血性心脏病（41/105，39%）和糖尿病（40/105，38%）最为常见。所有患者都接受了抗菌治疗，包括头孢曲松和阿奇霉素。入住 ICU 后，根据当地耐甲氧西林金黄色葡萄球菌（MRSA）和多重耐药革兰氏阴性菌的高发生率，经验性地使用万古霉素和亚胺培南。3 例患者为控制哮喘在住院前接受类固醇皮质激素治疗。所有 105 例患者在住院后和 ICU 住院期间也接受了地塞米松治疗。302 例 COVID-19 患者总死亡率为 33.8%（102/302），而接受机械通气的患者死亡率达到 55.1%（102/185）。

40 例患者（38.1%）符合我们对可能的 CAPMI 的定义。29 例（27.6%）肺泡灌洗液真菌培养阳性，其中 22 例（75.9%）为 COVID-19 相关肺曲霉病（CAPA），病原体包括黄曲霉（14/22, 63.6%）、烟曲霉（3/22, 13.6%）、日本曲霉（3/22, 13.6%）及黑曲霉（2/22, 9.1%）。6 例为 COVID-19 相关镰刀菌病，病原体包括 *Fusarium incarnatum*（50%）、*Fusarium fujikuroi*（16.6%）、*Fusarium equiseti*（16.6%）及 *Fusarium solani*（16.6%）。另有 1 例 CAPMI 患者分离出了 *Diaporthe foeniculina*。在 40 例 CAPMI 患者中，17 例（42.5%）患者只有一项真菌学检查阳性结果，23 例（57.5%）患者有多个真菌学检查阳性结果。CAPMI 患者肺泡灌洗液和血清 GM 试验阳性率分别为 60% 和 38.5%。15.4% 的 CAPMI 患者的血清 G 试验结果为阳性。在 29 例肺泡灌洗液真菌培养阳性的患者中，22 例（75.9%）肺泡灌洗液的 GM 试验阳性，其中 16 例为曲霉菌病患者，5 例为镰刀菌病患者，以及 1 例 *Diaporthe foeniculina* 感染患者。值得注意的是，有 10 例患者在首次检验时肺泡灌洗液培养呈阴性，但在二次检验时其肺泡灌洗液和血清样本均为阳性。

105 例患者均接受了 CT 扫描，77 例（73.3%）观察到双肺外周多病灶磨玻璃影，26 例（24.7%）双肺外周多病灶磨玻璃影合并肺部 25%～ 50% 的实变，另有 2 例（2.0%）双肺外周多病灶磨玻璃影合并空腔。在 40 例 CAPMI 患者的 CT 扫描中，28 例（70%）报道双肺外周多病灶磨玻璃影，10 例（25%）报道双肺外周多病灶磨玻璃影合并肺部 25%～ 50% 的实变，2 例（5%）报道双肺外周多病灶磨玻璃影合并空腔。CAPMI 患者和非 CAPMI 患者在放射学表现方面无显著差异。

CAPMI 患者的 ICU 住院时间明显延长（$P=0.04$），但在一般情况和死亡率方面无差异。真菌学检测结果出来前 CAPMI 患者已在 ICU 的治疗时间与非 CAPMI 患者有显著差异 [CAPMI 患者平均住院天数为 9.35 天（95% CI：6.53 ～ 12.16）；非 CAPMI 患者平均住院天数为 6.53 天（95% CI：6.05 ～ 7.01）]，真菌学检测结果出来后 CAPMI 患者在 ICU 继续治疗的时间与非 CAPMI 患者也有显著差异 [CAPMI 患者继续治疗平均住院天数为 3.52 天（95% CI：3.01 ～ 4.03）；非 CAPMI 患者继续治疗平均住院天数为 2.47 天（95% CI：2.10 ～ 2.85）]。CAPMI 患者样本采集前类固醇激素使用的平均和中位天数分别为 5.55 天（95% CI：4.45 ～ 6.64）和 5.0 天（IQR：3.45 ～ 6.54），无真菌学阳性发现的患者分别为 4.52 天（95% CI：3.94 ～ 5.10）和 4.0 天（IQR：3.28 ～ 4.71）。3 例住院前因哮喘接受泼尼松治疗的患者中，有 2 例为 CAPMI。这些结果可能意味着，在 ICU 的停留时间越长，接受类固醇激素治疗的持续时间越长，机会性真菌感染的易感性也越强。黄曲霉菌分离株的药敏试验结果显示，泊沙康唑（POS）最低抑菌浓度（MIC）为 0.001 ～ 0.016μg/ml，两性霉素 B（AMB）MIC 为 0.125 ～ 0.5μg/ml。这些黄曲霉菌分离株的 MIC 均未高于流行病学折点。但镰刀菌属对唑类药物却显示高耐药性，伏立康唑（VOR）对 *F.equiseti* 的 MIC 为 16μg/ml，伊曲康唑（ITR）、泊沙康唑（POS）和艾沙康唑（ISA）对 *F.equiseti* 的 MIC 均为 8μg/ml。VOR 对 *F.solani* 的 MIC 为 8μg/ml。

研究述评：和以往有关重型 COVID-19 患者 CAPA 的研究相比，笔者的研究着重描述了 CAPA 和 CAPMI 的临床特征。首先，不同于之前发表的研究，笔者发现黄曲霉是当地最流行的丝状菌病原体。此外，研究首次观察到使用机械通气的患者可存在镰刀菌和一种可使 COVID-19 患者病情变得更为复杂的环境真菌感染。值得注意的是，在来自当地临床的环境样本中，黄曲霉是曲霉菌属中的主要分离株。这可能与当地气候条件或一些参与研究的医院正在进行施工有关。另外，研究发现影像学对诊断 CAPA/CAPMI 没有太大帮助，CAPMI 患者和非 CAPMI 患者之间没有显著的影像学差异；而肺泡灌洗液样本的培养和 GM 试验是最特异和最敏感的方法。

约 28% 的机械通气患者的肺泡灌洗液经真菌培养呈阳性，其中近 76% 的肺泡灌洗液 GM 试验呈阳性；而血清样本的 G 试验和 GM 试验的敏感性要低得多。GM 试验和肺泡灌洗液样本培养在本例患者中显示出较高的准确性。需要注意的是，无论是针对肺泡灌洗液的培养还是 GM 试验都不是诊断包括曲霉菌在内的真菌引起的肺血管侵袭性疾病的最终方法，因为这些病原体在呼吸道定植中也可能呈阳性结果。

尽管抗真菌治疗与提高 CAPA 患者的生存率有关，但部分患者在没有使用抗真菌药物的情况下生存也有所改善，说明这些患者并非真正的侵袭性感染。

尽管经组织学证实的 CAPA 案例越来越多，但也有学者在可能 CAPA 的患者尸检中没有发现 CAPA 的组织学证据。CAPA 影像学证据并不可靠且与重型 COVID-19 本身表现有相似之处，使用超声和 CT 引导下的针刺尸检方法，有大概率会漏诊局灶性曲霉菌感染。欧洲医学真菌学联盟（ECMM）和国际人类与动物真菌学学会（ISHAM）最近的联合声明中也主张使用肺泡灌洗液和下呼吸道样本，不提倡对血清样本进行 GM 试验和 G 试验检测。虽然组织活检和观察到有隔菌丝入侵是诊断真菌感染的金标准，但由于 SARS-CoV-2 的高传染性，组织活检很难在体内进行。

目前，对于包括 COVID-19 在内的 ICU 住院患者，诊断真菌感染的主要问题之一是缺乏诊断标准或共识。重型 COVID-19 患者通常缺乏典型的真菌感染易感因素（如中性粒细胞减少、接受异体干细胞移植等），也不契合真菌的诊断标准（晕轮征）。Blot 等提出了一种新的 ICU 曲霉菌标准（AspICU 标准），即肺泡灌洗液、痰液等呼吸道标本的曲霉菌培养阳性或抗体检测（GM 试验）阳性，即可诊断。根据这些新提出的标准，患者可被分为 3 组："确诊""大概率可能"和"可能"的侵袭性曲霉病。出于对医务人员职业安全保障和防止病毒传播的需要，全球对 COVID-19 患者活检和尸检都有限制，因此拿到确切的真菌学依据来诊断有难度。有必要使用不同的标准对 COVID-19 相关真菌感染的患者进行分类。遗憾的是，该项研究中所观察的 CAPA/CAPMI 病例均缺乏抗真菌治疗。研究表明，接受抗真菌治疗的 CAPA 病例比未接受治疗的患者死亡率明显降低。ECMM/ISHAM 联合共识建议使用伏立康唑或艾沙康唑来治疗 CAPA。无论是浅表真菌感染还是侵袭性真菌感染，在发展中国家都未被重视，迫切需要提高人们的认识。

COVID-19 合并曲霉菌感染的典型病例

【病例 1】免疫正常 COVID-19 患者 + 唑类耐药曲霉菌感染。

患者，74 岁，发热、干咳 11 天，腹泻 8 天，渐进性呼吸困难 2 天。既往髋关节和膝关节疼痛，患有胃食管反流，目前正在服用质子泵抑制剂泮托拉唑和非甾体抗炎药依托考昔。目前戒烟 20 年，平素体健。

体检结果：氧饱和度 82%，呼吸 28 次 / 分，呼吸急促且呼气时间延长。氧流量 5L/min 吸氧，氧饱和度 94%。BMI 为 27.7kg/m^2（80kg），体温 37.8℃。

无其他异常体征。

实验室检查：格拉斯哥昏迷量表（Glasgow coma scale）评分为 15 分，心电图未见异常；C 反应蛋白为 214mg/L；其他实验室检查结果：白细胞计数轻度升高（12.6×10^9/L）、中性粒细胞（8.4×10^9/L）、肝酶升高（碱性磷酸酶 528U/L；谷氨酰转肽酶 376U/L；天冬氨酸转氨酶 76U/L；乳酸脱氢酶 745U/L）、降钙素原水平轻度升高（0.25μg/L；＜ 0.5μg/L，无细菌感染迹象）、铁蛋白升高（1442μg/L），电解质、血糖和肾功能无异常。

影像学检查：低剂量胸部 CT 表现为广泛的中央和周边双侧磨玻璃样混浊，伴有左侧实变和双侧纤维化带，无胸腔积液和血管异常。CO-RADS（COVID-19 报告与数据系统）评分为 5，CT 严重度评分为 24/25。

治疗：根据流行病学调查数据，高度怀疑该患者患 COVID-19，进行氯喹治疗（第 1 天为 300mg，第 2、3 天每 12 小时为 300mg）。治疗过程中，咽拭子 SARS-CoV-2 PCR 检测结果呈阳性；血液及鼻咽细菌培养阴性。随后数天，C 反应蛋白浓度稳定在 200mg/L（192 ～ 214mg/L）。予以呼吸面罩吸氧来增加氧饱和度。联用 2000mg/24h 头孢曲松钠静脉注射进行经验性抗感染治疗。入院 5 天后，虽然佩戴了呼吸面罩，但仍然无法维持患者氧饱和度，为进行呼吸支持和加强监护，患者进入 ICU 行进一步治疗。在 ICU 中，开始使用高流量鼻氧疗和选择性消化道去污疗法：头孢曲松钠 2000mg，静脉滴注，1 次 / 天，连用 4 天；两性霉素 B、黏菌素和妥布霉素的混悬液（口服无法吸收）每 6 小时 1 次。完成上述疗程后，该患者继续使用了 4 天头孢曲松钠。住院期间，该患者每周进行 2 次常规细菌和真菌（肛门、咽喉和气管抽吸物）培养。进入加护病房后的数小时内，由于使用 100% FiO_2 和 60L/min 流量的呼吸湿化治疗仍无法维持患者氧饱和度，因此改行机械通气。胸部 CT 血管造影显示明显的双侧肺栓塞。使用治疗剂量的抗凝剂抗凝。患者俯卧时需要压力控制通气。在患者休克期间增加了去甲肾上腺素的剂量，同时使用氢化可的松 100mg，每 8 小时 1 次，持续 5 天。

进入 ICU 时，患者的气管吸出液培养发现烟曲霉，GM 指数＞ 3.0（阳性）。血清中的 β-D- 葡聚糖（G 试验）含量为 1590pg/ml（阳性），诊断为 COVID-19 合并曲霉菌病可能。之后重复检测，血清 GM 试验为阴性（＜ 0.5）。使用伏立康唑静脉注射 6mg/kg，每 12 小时 1 次，卡泊芬净静脉注射 70mg，每 24 小时 1 次。曲霉菌耐药性检测试剂盒 VIPcheck 结果呈阴性。使用 CLSI 方法对烟曲霉菌株进行肉汤微量稀释测定 MIC：两性霉素 B 为 0.5mg/L，米卡芬净和阿尼芬净＜ 0.016mg/L，伊曲康唑为 1mg/L，伏立康唑为 0.25mg/L 和泊沙康唑为 0.063mg/L。之后改为伏立康唑口服 200mg，静脉注射 200mg，每 12 小时 1 次，并停用卡泊芬净。在 ICU 的整个过程中细菌培养持续阴性。入院后第 6 天（ICU第 2 天），患者出现进行性急性肾衰竭，之后开始进行连续性静脉 - 静脉血液滤过。在伏立康唑治疗期间，气管抽吸物中烟曲霉培养持续阳性，伏立康唑治疗的第 1 天和第 6 天（入院后第 8 天和第 13 天）G 试验阳性，分别为 1149pg/μl 和 1458pg/μl。根据血药浓度监测结果，在第 13 天、15 天和 17 天分别采用 4.72mg/L、2.78mg/L 和 1.43mg/L 药物浓度治疗。在随后的 7 天中，呼吸状况略有改善，但之后持续下降。在第 12 ～ 19 天，压力支持和压力控制通气交替进行，但患者仍无法仰卧位平躺。在第 19 天，对气管吸出液行第 2 次烟曲霉菌培养呈阳性，该分离株的 MIC 检测结果为两性霉素 B 0.5mg/L，阿尼芬净＜ 0.016mg/L，米卡芬净＜ 0.016mg/L，伊曲康唑 16mg/L，伏立康唑 2mg/L 和泊沙康唑 0.5mg/L。改用两性霉素 B 脂质体 200mg，每 24 小时 1 次。随后基因测序鉴定出 TR34/L98H 突变，这可能是烟曲霉唑类耐药性的原因。在第 22 天，患者的通气和氧合进一步恶化，第 23 天停止治疗，患者死亡。未进行尸检。

病例评述：曲霉菌是导致侵袭性真菌病最重要的病原真菌之一，以烟曲霉菌为主要致病菌种，常引起变态反应、慢性和侵入性支气管肺病等严重疾病。烟曲霉菌既可侵犯免疫功能低下人群，也能在免疫功能正常人群中致病，其发病率和死亡率均较高，成为临床医师关注的焦点。近几十年来，医疗技术快速发展，曲霉菌的诊治水平有了很大提高。由于全球范围内含唑类农药大规模应用，以及临床上唑类抗真菌药物的长疗程使用，烟曲霉菌对伏立康唑等抗真菌剂的耐药性呈现逐年上升趋势。据文献显示，临床菌种耐药率在美国约为 3.6%，中国为 4%，日本为 11%。近年来临床上难治性曲霉菌感染病例有增加趋势，很大一部分原因是烟曲霉菌耐药菌株的增多。

对于侵袭性曲霉病，早期正确的诊断及抗真菌治疗是成功治愈的关键。体外药敏试验是真菌耐药性检测的金标准，方法成熟可靠，但其最大的弱点是费时，传统培养时间是 2 ～ 3 周，体外药敏试验至少需要培养 3 天后观察结果，难以满足临床对于耐药真菌诊断与治疗的需求。因此寻找特异性好、灵敏度高并且简单易行的实验室检测指标与方法是耐药真菌研究中需要解决的问题。对于烟曲霉菌，CYP51A 基因编码产物是唑类药物作用的靶标，特定点突变能导致唑类药物与 CYP51A 蛋白的亲和力下降，是发生唑类药物耐药的重要原因，也是通过分子诊断方法精确反映耐药结果的依据。TR34/L98H 是烟曲霉常见的耐药突变类型，根据不完全的流行病学统计，能够解释 90% 以上的耐药现象。对于上述位点的检测，可以判断菌株的耐药情况。国际指南推荐的烟曲霉菌一线用药为广谱三唑类抗真菌药物，如伊曲康唑、泊沙康唑和伏立康唑等。该类药物不良反应小，临床效果好，已经被广泛用于曲霉菌感染高危人群经验性预防和急、慢性感染控制。该病例可能为 COVID-19 合并唑类耐药的曲霉菌感染，发生在 ICU 支持期间，患者免疫力正常，既往无唑类治疗史。从气管吸出液分离的烟曲霉 *CYP51A* 基因 TR34/L98H 突变，是环境获得性突变，与其他临床研究报道一致。这种突变具有高伊曲康唑 MIC 和低伏立康唑 MIC 表型。在临床研究中，大部分唑类耐药的曲霉菌感染患者均无唑类预处理史。鉴于三唑类药物耐药的出现，针对曲霉菌的早期诊断和监测耐药重要且必要。

　　临床菌种的分离具有一定的机遇性，在临床样本中可同时有敏感菌株及耐药菌株，且可能在抗真菌治疗早期耐药菌株数量不占优势。因此，敏感菌株有更大的概率被分离，从而忽视了未来病程发展中可能的耐药菌感染问题，给临床用药造成误导。由于较低的检测限值，加上可以混样检测的优势，分子检测有效地避免了这一问题。值得一提的是，笔者团队原创技术"一种用于烟曲霉唑类耐药突变检测的核酸诊断试剂盒及其检测方法"（发明人为方文捷、潘炜华、廖万清等）在疫情之初已获得国家发明专利授权（ZL.201611094154.7），可作为针对这一 COVID-19 混合感染的技术储备。

　　本例患者未检测支气管肺泡灌洗液，因此无论该患者其他样本是否分离到曲霉菌，均不符合欧洲癌症研究和治疗组织 / 真菌研究组教育与研究共同体（EORTC/MSGERC）侵袭性真菌疾病的宿主标准，也不适用 AspICU 算法。美国支气管和介入肺科协会（AABIP）建议对 COVID-19 患者进行常规支气管镜检查，但由于操作对患者和工作人员都构成了重大威胁，因此，只有在上呼吸道标本检测呈阴性且支气管肺泡灌洗能显著改变临床干预策略的情况下才考虑对插管患者行肺泡灌洗液检查。需每周进行 2 次气管抽吸培养，反复确定烟曲霉菌是唯一存在的微生物。在第一个阳性培养中，建议测试 5 个菌落的耐药性，排除唑类药物耐药。在伏立康唑治疗期间，当烟曲霉菌的监测与烟曲霉菌持续培养阳性时，尽管无法检测准确数量，仍要考虑耐药性分离株可能已经存在于第一批样本中。

　　血清 GM 试验是一种相当敏感的诊断工具（其敏感度约为 70%），可诊断侵袭性曲霉病伴中性粒细胞减少，但在非中性粒细胞减少的患者中，其敏感度仅约为 25%。曲霉菌特异性侧向流动装置能否辅助诊断 COVID-19 中侵袭性肺曲霉病尚不清楚。G 试验对诊断侵袭性真菌病的特异度很高（特异度约为 86%），其对重症患者的侵袭性曲霉病诊断也具有良好的敏感度。该患者血清 G 试验持续呈强阳性，且与仅有真菌定植、无侵袭性真菌病的人群相比，具有两个连续的阳性结果。不建议在 ICU 中使用肺泡灌洗液 G 试验，因为混杂因素会导致假阳性结果。

由于检测周期短，曲霉菌特异性侧流层析检测在ICU中应用可能更有意义。与GM试验和G试验相比，在怀疑侵袭性肺曲霉和免疫功能低下的患者中，其对支气管肺泡灌洗液的敏感度更高，但特异度较低，ICU患者中阴性预测值＞96%。不过在ICU患者中曲霉菌特异性侧流层析检测的敏感性相对较低，特异性与支气管肺泡灌洗液中半乳甘露聚糖相似。尽管该病例未进行尸检，但与其他已报道的病例类似，烟曲霉菌感染导致了该COVID-19患者的死亡。

【病例2】自身免疫病患者并发COVID-19及烟曲霉菌感染。

患者，女性，72岁。类风湿关节炎病史近30年。

既往史：服用来氟米特10年，服用羟氯喹1年。

治疗：首日出现不明原因的发热（＜38℃），伴有咳嗽咳白痰和轻度呼吸急促。胸部CT显示右肺上叶肺炎。第22天胸部CT显示其右上叶病变加重，第23天咽拭子样本中检测到SARS-CoV-2 RNA阳性，诊断为COVID-19。予以抗病毒药物（磷酸奥司他韦、洛匹那韦和利托那韦）和甲泼尼龙（40mg，口服，每天1次）。5天后，患者出现咳嗽和呼吸急促。第30天的胸部CT显示肺部有明显的病灶吸收。从第26天起糖皮质激素的剂量开始逐渐减少，当甲泼尼龙的使用量在11天内减少到4mg/d时，体温回升到38.4℃，且双肺均出现了磨玻璃样和斑片状阴影。因此，重新开始抗病毒治疗（洛匹那韦和利托那韦），甲泼尼龙的剂量增加到16mg/d。6天后，患者体温恢复正常，肺部病变完全吸收。43天后洛匹那韦和利托那韦停药，甲泼尼龙开始减量。停止使用甲泼尼龙10天后患者再次发热，然后进行了另一轮类似的治疗，第57天后患者再次出现轻度发热(37.7℃)伴有胸部不适、呼吸急促，外周血淋巴细胞计数降低($0.34 \times 10^9/L$)，红细胞沉降率为39mm/h，C反应蛋白为20.53mg/L，均升高。血清IL-6水平正常。抗SARS-CoV-2抗体IgM亚型阴性，IgG亚型为强阳性。4天后，红细胞沉降率上升至66mm/h，血清IL-6水平升高至115.4pg/ml。胸部CT显示双肺病变均进展。考虑重型COVID-19，予以托珠单抗（400mg静脉滴注）。糖皮质激素剂量增加。患者的血清IL-6水平仍较高，第66天病情急剧恶化。血清IL-6水平升高至260.1pg/ml，胸部CT示双上肺状况更差。第2次使用托珠单抗（400mg静脉滴注）。然而症状仍然加重，第72天，患者呼吸困难加剧，血清IL-6升高到2055pg/ml，上肺部观察到明显加重的病灶。该病例的临床表现和疾病加重不能单独地用单纯COVID-19感染来解释。进行多学科会诊以讨论导致该病例目前状况的潜在原因：是否存在由于免疫系统过度抑制［由给予托珠单抗和（或）糖皮质激素所致］而导致的其他病原体感染。而后立即开始检测潜在的病原体并停止使用来氟米特，同时使用抗病毒药（更昔洛韦钠，每天 500mg，静脉滴注），抗菌药（头孢哌酮钠舒巴坦钠 3g，每天 2 次，静脉滴注）和抗真菌药（醋酸卡泊芬净，第 1 天 70mg，之后 50mg，每天静脉滴注）。此时发现，该病例的血清铁蛋白水平异常升高（2442μg/L），血小板计数持续下降至 83×10^9/L，并出现低纤维蛋白原性血症（1.9g/L），提示发生以细胞因子风暴（76 天后检测到的血清 IL-6、IL-2R、IL-8 和 TNF-α 水平升高）、噬红细胞现象、进一步多器官损伤为特征的噬血细胞综合征。甲泼尼龙的给药剂量逐步增加，患者情况有所好转，第 75 天胸部 CT 示病灶吸收。第 77 天高通量测序分析报告提示卡氏肺孢子菌和烟曲霉菌感染。第 79 天胸部 CT 显示好转，血清细胞因子水平明显下降。结合抗菌治疗和血液制品的使用，该病例由危重型转为轻型。两次胸部 CT 均显示出肺部病灶的大量吸收，并且吸氧流量逐渐降低至 2L/min。最后，患者检测 SARS-CoV-2 RNA（-），IgM（-），IgG（±）和 CMV DNA（-）后，于第 99 天出院。

病例评述：风湿病患者作为潜在免疫系统失调的人群，患 COVID-19 并不罕见，在这种情况下如何提高治疗效果是医师面临的重要任务和挑战。

羟氯喹（HCQ）和来氟米特（LEF）都是抗风湿药，是治疗风湿性疾病的重要组成部分，而且都显示出抗病毒特性，尤其是羟氯喹，其类似物氯喹（CQ）通过干扰 ACE2 的末端糖基化以有效抑制 SARS 冠状病毒的感染和传播。羟氯喹具有治疗轻中度 COVID-19 患者的功效。因此，在治疗开始时就使用了这两种药物，同时治疗 COVID-19 和类风湿关节炎。然而，有报道显示给予氯喹或羟氯喹治疗的 COVID-19 患者存在不良反应（如心脏毒性），大剂量使用更为严重。也有报道显示，羟氯喹对需要氧疗的 COVID-19 患者无效。糖皮质激素是风湿性疾病和 COVID-19 的常用药，抗炎作用迅速而显著，通常用于抑制严重的炎症过程。但是，在系统使用糖皮质激素的感染病例中，存在病毒清除速度降低的现象，这可能是该病例中 COVID-19 复发的原因。

在致病机制方面，细胞因子在 COVID-19 和风湿性疾病的发展中都起着重要作用，与健康人群相比，COVID-19 患者血清的许多细胞因子（包括 IL-1β、IL-7、IL-8、IL-10、GM-CSF、IFN-γ、TNF-α 等）水平升高，这些细胞因子也是许多风湿性疾病的致病因素，如类风湿疾病、系统性红斑狼疮和原发性干燥综合征。因此，靶向降低这些潜在的病原性促炎细胞因子可以同时治疗 COVID-19 和潜在的风湿性疾病。

在所有这些靶细胞因子中，基于目前证据，IL-6 可能是最好的选择之一，特别是对于合并 COVID-19 的类风湿关节炎患者。IL-6 是免疫反应中的重要细胞因子，可以增强免疫反应（如促进抗体产生，诱导细胞毒性 T 细胞或 17 型辅助性 T 细胞的分化等），其水平变化可以预测病原相关分子模式和损伤相关分子模式诱导反应的发生，其水平升高可能是细胞因子释放综合征的征兆，在严重的 COVID-19 患者中经常观察到这种现象。该例患者观察到血清铁蛋白水平异常升高，血小板计数降低，可能发生继发性噬血细胞性淋巴组织增生症，因此果断地应用了大剂量的糖皮质激素（甲泼尼龙）和抗菌药，最终挽救了患者生命。

【病例 3】多种基础疾病伴发 COVID-19 相关肺曲霉病死亡案例。

患者，男性，74 岁，免疫功能正常，患 COVID-19，迅速进展为浸润性肺曲霉病。基础疾病包括骨髓增生异常综合征、CD8$^+$ T 淋巴细胞增多、桥本甲状腺炎、高血压、良性前列腺肥大，但无肺部疾病。

患者从床上摔下，无法独自起床，自诉发热、咳嗽 1 周，伴呼吸困难。临床检查提示急性呼吸衰竭、呼吸急促和低氧血症。在急救车上行气管插管后送至医院，后转至 ICU，开始给予机械通气和血管加压药。当天，在静脉注射头孢噻肟之前，取气管抽吸物并检测到 SARS-CoV-2 RNA，同时在抽吸物中还发现 10^4 个 /ml 流感嗜血杆菌，但该菌在次日第 2 次气管抽吸物检测中呈阴性。

入住 ICU 后患者病情恶化，PaO$_2$/FiO$_2$ < 140mmHg，FiO$_2$ 为 100%。于第 4 天进行了气管抽吸，并将样本送至真菌学实验室行烟曲霉 PCR 检查，结果呈阳性（430copy/ml），GM 试验呈阴性，且培养阴性。在第 9 天进行的气管抽吸样本检查结果提示曲霉菌属的分支菌丝。烟曲霉 PCR 再次呈阳性，拷贝数明显升高（3600copy/ml）。该患者当天死于严重的呼吸衰竭。气管抽吸物真菌培养阳性且通过 MALDI-TOF MS 鉴定为烟曲霉菌。在气管抽吸物中仍可检测到 SARS-CoV-2 RNA。在第 4 天和第 8 天收集的血清样本中，GM 试验、G 试验和烟曲霉菌 PCR 的血清分析结果均呈阴性。

病例评述：该病例符合侵袭性曲霉病的临床诊断标准。由于患者的病情进展迅速且致命，未进行抗真菌治疗。呼吸道样本可诊断曲霉菌病，但血液样本缺乏敏感性。曲霉菌 PCR 检查有助于诊断。与呼吸道样本的 PCR 检查和培养相比，GM 试验敏感性较低，该病例 GM 试验也呈阴性。

二、可能被忽视的合并感染

（一）COVID-19 合并"超级真菌"感染

同 CAPA 一样，COVID-19 相关性念珠菌病患者人数也在不断增加。COVID-19 患者常有发展成急性呼吸窘迫综合征的倾向，需要入院后采取机械通气和（或）体外膜氧合治疗。临床实践中 COVID-19 患者常需要高流量鼻导管吸氧、有创通气等各种呼吸支持，这些操作可能导致多重耐药致病菌，如耳念珠菌的继发性感染。耳念珠菌被关注主要有 3 个原因，即多重耐药性、诊断困难、暴发流行。近 10 年来，世界六大洲的 40 多个国家报道了具有多重耐药性的耳念珠菌感染。医院环境可能是传播耐药耳念珠菌的场所，如在医院护栏、输液杆、病床、空调管道、窗户和地板等处都曾发现了耳念珠菌。在危重住院患者中，耳念珠菌感染可引起 30% ～ 72% 的死亡率。尽管全球的感染控制均在升级，但在 COVID-19 暴发期间，患者继发真菌感染的比率仍显著增加。这可能是医师每次接触患者前后更换手套和洗手的遵从性较低，从而造成患者之间的交叉传播。在 COVID-19 流行期间，患者接受机械通气辅助治疗增多，耳念珠菌的定植和感染的机会也会增多，而耳念珠菌又可以在医院环境中传播，因此需密切监控。

低收入和中等收入国家用于各类感染预防和控制的医疗资源不足，因此其总体疾病控制负担比高收入国家更重。尤其是这类地区常存在 ICU 床位不足、感染用药不规范、药物种类缺乏等问题，这都可能导致耳念珠菌的传播。此外，由于医护人员工作量增加，可能会导致更多的耳念珠菌医院传播案例，特别是在重症监护病房中接受中心静脉导管插管的患者激增，导致耳念珠菌感染率显著升高。医院需要大量的资源来鉴定、治疗 COVID-19，因此可能会忽略对耳念珠菌等其他病原体的诊断。

在国外 COVID-19 大流行背景下，医院流动人群激增，为耳念珠菌的暴发提供了相应的条件。对于 COVID-19 患者，诊断和控制耳念珠菌传播至关重要。然而，多数发展中国家仅凭有限的诊断能力很难对 COVID-19 合并真菌感染患者进行快速诊断和严格隔离。有研究认为，COVID-19 患者的死亡率与耳念珠菌感染有关，因此在 COVID-19 大流行时期，对耳念珠菌感染须时刻保持警惕。

据印度学者报道，COVID-19 重症监护病房存在大量多重耐药耳念珠菌引起的双重感染。2020 年 4 ～ 7 月，新德里共有 596 例确诊的 COVID-19 患者入住仅有 65 张床位的重症监护室，其中 420 例患者接受了机械通气。在这 596 例 ICU 患者中有 15 例（2.5%）发生念珠菌血症，其中 10 例患者为耳念珠菌感染；其中老年患者（年龄为 66 ～ 88 岁）8 例和男性患者 7 例；从 10 例患者的血液样本和 2 例患者的尿液样本中分离出了耳念珠菌。COVID-19 合并念珠菌血症患者的 ICU 住院时间较长（20 ～ 60 天），均患有基础疾病（如高血压 7 例，糖尿病 6 例，慢性肾、肝病 2 例）；患者均在入院 10 ～ 42 天后出现耳念珠菌感染。COVID-19 合并耳念珠菌感染的患者，病死率为 60%，死亡的 6 例患者中有 4 例为持续性真菌血症，是致死原因之一。10 例患者均对氟康唑（MIC $>$ 32mg/L）表现出耐药，3 例对伏立康唑（MIC $>$ 2mg/L）不敏感，4 例对两性霉素 B（MIC $>$ 2mg/L）耐药，6 例对氟胞嘧啶（MIC $>$ 32mg/L）耐药；3 例对氟康唑 + 伏立康唑耐药，3 例对 3 类抗真菌药物（唑类 + 两性霉素 B+ 氟胞嘧啶）均耐药，5 例对唑类、氟胞嘧啶、两性霉素 B 中至少两种耐药，但所有的菌株都对棘白菌素敏感。在重型 COVID-19 患者中继发感染率常更高，可能的感染来源为中心静脉导管和导尿管。

COVID-19 感染耳念珠菌的危重患者往往伴随其他疾病（如糖尿病、慢性肾病），且存在多种危险因素（如需要机械通气、接受类固醇激素治疗等）。为了减少患者 COVID-19 并发症、住院的次数和死亡率，早期诊断和精准用药对耳念珠菌感染的防控至关重要。有研究显示，对于重型 COVID-19 患者，机会性真菌病如念珠菌病、曲霉菌病的患病率不断上升，而早期准确诊断常难以完成。综上所述，COVID-19 大流行可能为医院 ICU 中耳念珠菌的暴发提供了理想的条件，因此必须呼吁在 COVID-19 大流行期间要警惕耳念珠菌的暴发。

（二）COVID-19 合并毛霉菌感染

毛霉菌病由根霉属、毛霉属和其他接合菌属的真菌感染引起。毛霉菌是一种耐热霉菌，早在 1885 年被 Paltauf 教授首次发现。当时被称为藻菌病（phycomycosis）或接合菌病（zygomycosis），直到 1957 年由美国病理学家 Baker 更名为毛霉菌病。毛霉菌在自然界中普遍存在，广泛存在于有机基质，包括面包，腐烂的水果、蔬菜、作物残渣，土壤，肥料堆和动物排泄物中。毛霉菌释放的孢子很容易雾化并散布于整个环境，人体吸入散布于环境中的真菌孢子后即可感染，这也是毛霉菌病院外感染的主要传播方式；而医院感染常见的传播途径是被毛霉菌污染的物品沾染暴露的皮肤。另有研究发现，一些散发病例与受污染的绷带和黏性敷料、针头和压舌板等有关，而昆虫叮咬被认为也与疾病的广泛传播有关。在海啸等灾难中，人体还可以因为沾染被污染的泥土或者水源而感染。毛霉菌病通常发生于免疫功能低下的人群，相关危险因素有糖尿病、恶性肿瘤、器官移植、HIV 感染及使用免疫抑制剂治疗等。病原体侵入人体后，其真菌菌丝通过血行播散，可导致各种器官或组织坏死。

在 COVID-19 大流行期间，应足够重视患者继发感染毛霉菌。据统计，毛霉菌病在人群中的发病率为（0.005 ～ 1.7）/100 万。即使在 COVID-19 流行以前，印度的毛霉菌病发病率为世界平均水平的 80 倍。过去 20 年，由于死亡率极高，毛霉菌病逐渐引起社会的关注。尤其是 2021 年 5 月，伴随着 COVID-19 肆虐，印度暴发了大规模毛霉菌感染，截至 2021 年 7 月 20 日，印度已经报道了超过

4.5 万例毛霉菌感染病例，超过 4300 人死亡。

COVID-19 患者发生毛霉菌病的可能因素有多种，常见的有糖尿病、肥胖、激素药物的使用和细胞因子风暴的发生（图 4-1）。

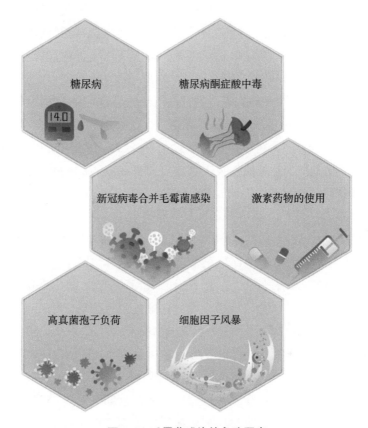

图 4-1　毛霉菌感染的危险因素

在上述危险因素中，主要是 COVID-19、激素药物的使用和血糖控制差这三大原因引起了印度血管侵袭性颌面毛霉菌病的发病率激增。

一项在印度的多中心研究统计了 2567 例 COVID-19 患者，其中 47 例患者（1.8%）被诊断为继发毛霉菌病。这些患者平均年龄为（55±12.8）岁，多数患者（36 例，76.6%）有糖尿病病史。有部分患者（31 例，66.0%）未接种 COVID-19 疫苗，大部分患者（43 例，91.5%）发展为中至重度肺炎，约 40% 的 COVID-19 患者（20 例，42.6%）进行了有创通气。所有患者都接受了类固醇皮质激素和广谱抗生素治疗，而大多数患者（37 例，78.7%）至少接受了一种抗病毒药物治疗。从确诊 COVID-19 到确诊毛霉菌病的平均时间为（12.1±4.6）天。11 例患者（23.4%）死于本病，其中部分患者（8 例，72.7%）是在确诊后 7 天内死亡。在死亡的患者中，10 例患者（90.9%）有糖尿病病史。所有死亡患者的肺炎程度均发展为中至重度，且进行过吸氧和机械通气治疗。此项研究认为，毛霉菌病易发生于血糖控制不佳，大量使用皮质类固醇、广谱抗生素和进行有创通气的 COVID-19 患者。由于毛霉菌病死亡率很高，对于上述人群更需要高度警惕。

此类真菌感染在以往临床中相对少见，常不受临床重视，对其诊治也缺乏经验。但是在 COVID-19 发生以来，耳念珠菌、毛霉菌、孢子丝菌、隐球菌等感染层出不穷，部分甚至呈现快速暴发，这一变化趋势需要临床医师予以警惕。

【病例 4】COVID-19 并发肺孢子菌病。

患者，男性，65 岁。肾移植患者，因发热（38.5℃）、咳嗽、咳痰被送往医院急诊室。入院前 2 天出现呼吸困难。目前正在服用的免疫抑制剂包括他克莫司、霉酚酸酯和甲泼尼龙。

既往史：2 型糖尿病、高血压和反复尿路感染。

患者体格检查无异常，血压 145/70mmHg，心率 65 次 / 分，氧饱和度为98%。入院时血常规示白细胞计数正常，淋巴细胞计数减少和中性粒细胞百分比升高，C 反应蛋白显著升高，急性肾损伤（血清肌酐为 7.87mg/dl）。胸部 CT显示双侧肺部浸润，伴有磨玻璃样混浊的特征性斑片区域。因鼻咽拭子标本检测发现 SARS-CoV-2 核酸阳性，该患者被隔离收治。

入院后停用免疫抑制剂，将甲泼尼龙增加至 16mg/d，同时给予静脉注射免疫球蛋白（IVIG 2g/kg）和羟氯喹进行抗病毒治疗，使用阿奇霉素和哌拉西林他唑巴坦进行经验性抗生素治疗。该患者同时还被诊断为肺炎链球菌感染，肺炎衣原体呈阳性。确诊上述感染后，患者接受复方新诺明治疗。发病第 6 天，由于发生进行性呼吸衰竭，予以地塞米松 20mg/d，治疗为期 5 天，并输注了两次托珠单抗注射液。发病第 21 天患者通气得到短暂改善之后，给予高流量鼻导管吸氧。住院期间实验室检查结果显示，患者外周血淋巴细胞计数持续降低（最低达 160 个 /mm³），中性粒细胞升高（最高达 20 640 个 /mm³）；C 反应蛋白持续增加，血清 IL-6 和 D- 二聚体水平升高。约 2 个月后，患者的呼吸道症状进一步恶化，并伴缺氧和休克，被转移到 ICU。使用呼气末正压通气并对患者气管插管进行呼吸机支持治疗，之后患者进展为肺栓塞和侵袭性肺曲霉病，给予抗血栓药物和抗真菌药物如伏立康唑进行治疗。尽管进行了抗真菌治疗，但患者的临床状况仍迅速恶化，并于第 83 天死于多器官功能衰竭。

病例评述：肺孢子菌是一种普遍存在的真菌，位于 I 型肺泡上皮细胞，在免疫功能低下的患者中可引起严重的肺炎。CD4⁺ T 淋巴细胞在感染中起着核心作用。若淋巴细胞计数 ≤ 5000 个 /µl 提示可能与肺孢子菌肺炎密切相关，与 COVID-19 感染相关的淋巴细胞减少可能导致较高的真菌易感性。其他呼吸道病毒，如流感病毒、副流感病毒和呼吸道合胞病毒，也可直接损伤气道上皮，使真菌有机会侵入组织，增加侵袭性真菌感染的易感性。

三、真菌感染仍是 COVID-19 患者康复的严重威胁

全球 COVID-19 康复出院人数每天都在增加。大量随访结果显示，很大一部分 COVID-19 康复患者难以恢复到原先的健康水平。利用欧洲五维生存质量量表（EQ-5D）来评价 COVID-19 恢复者的健康状况发现，发病严重程度与该评分之间存在显著统计学关系（$P<0.001$）。一项巴基斯坦的研究显示，约 77% 的重型患者出院后出现严重健康问题或无法进行日常活动，另有一项英国随访研究显示，68.8% 的 ICU 患者和 45.6% 的普通病房患者出院后生命质量下降。这一现象在 SARS 和 MERS 出院患者中同样被观察到——出院后生命质量（quality of life，QoL）评分仍然较低，即使在感染痊愈后 6 个月也是如此。另有报道称，17% 的 SARS 幸存者即使在感染治愈后 1 年也无法恢复到以前的健康水平。

与感染 SARS、MERS、柯萨奇 B 病毒等肺炎一样，疲劳是 COVID-19 感染恢复者最常见的表现。有证据表明，一些患者在急性感染后发展为慢性疲劳综合征（chronic fatigue syndrome，CFS），又称为肌痛性脑脊髓炎 / 慢性疲劳综合征（myalgic encephalomyelitis/chronic fatigue syndrome, ME/CFS）。CFS 是一种复杂疾病，特征是不明原因的、持续性、复发性疲劳，临床表现包括持续疲劳、弥漫性肌肉疼痛、抑郁和睡眠障碍。呼吸困难是另一种常见的 COVID-19 后遗症，即使在出院后 6 个月，SARS 幸存者也会因一氧化碳肺扩散能力（DLCO）、用力肺活量和总肺活量异常而经历呼吸功能受累。另外，还有一些患者出院后出现肺纤维化、肾衰竭、糖尿病和脑卒中等症状。

疲劳相关的身体功能下降、呼吸困难、肺纤维化等都是 COVID-19 患者出院后继发真菌感染的潜在危险因素。

《印度牙科研究杂志》执行主编 SM Balaji 发表社论《COVID-19 疫情后的真菌和细菌感染》（Post COVID-19 fungal and microbial infections）指出，虽然没有系统性调查，但是 COVID-19 恢复患者中出现真菌感染在临床工作中已经越来越常见，尤其是真菌性颌骨骨髓炎。其原因可能为：①治疗中系统性皮质类固醇的使用导致口腔微生物菌群的改变，从而使共生菌成为致病菌；②疾病中细胞因子改变影响了口腔微生物系统，抑制常见细菌，引起致病真菌繁殖；③高热导致口腔微生物的改变；④发病期间的口腔护理问题。由于颌面骨髓真

菌感染治疗复杂，因此建议在住院早期就关注这一问题，使用影像学手段检查快速进展的牙周病。

Hafsa Mobeen 等报道了 1 例 COVID-19 治愈后发生严重真菌感染的案例。该患者在 COVID-19 治疗出院 2 周后出现严重头痛、右眼肿胀、右眼视力下降、右侧面部无力、吞咽困难和构音障碍。经验性抗生素治疗无效后摘除右眼并清创，术后组织病理学证实为毛霉菌感染。Vaibhav Gupta 报道了 1 例 COVID-19 治愈后发生严重真菌性脑脓肿的案例。该患者因 COVID-19 入住 ICU，病愈出院 10 天后，出现神经系统症状。基于影像学及临床症状予以伏立康唑经验性抗真菌治疗，并予以脑脓肿切开引流，脓液培养提示烟曲霉菌感染。印度马哈拉施特拉邦医学教育与研究部负责人 Tatyarao Lahane 博士指出，已有 8 例 COVID-19 康复者因毛霉菌感染失明，并有 200 例康复者正在接收抗毛霉菌感染治疗。

因此笔者认为，在 COVID-19 康复人群日益增加的前提下及处于后疫情时代，COVID-19 后遗症人群数量庞大，真菌感染的防范仍不可放松，真菌感染仍是 COVID-19 康复人群的严重威胁。

第五章

病毒性肺炎患者继发真菌感染检测策略

在病毒性肺炎患者中，致病真菌侵袭性感染的早期识别和准确鉴定对于患者的预后和费用控制十分重要。然而病毒性感染存在较高的传染性，传统真菌学检查方法的采样和鉴定操作可能存在医务人员感染的风险；相比于细菌、病毒感染的诊断技术研发程度，国内外在真菌感染诊断技术上的研发人员、经费投入远远不够，标准化诊断方法相对较少。另外，大多数 COVID-19 并发真菌感染的患者，如侵袭性曲霉菌感染患者，都缺乏与现行标准契合的宿主典型特征。针对这一现状，本章旨在总结目前真菌诊断技术应用和研发的问题与现状，同时预测该领域未来的发展趋势。

一、传统与创新的真菌学诊断方法

（一）培养法

常用于真菌培养的临床样本包括血液、其他无菌部位体液、气管抽吸物、肺泡灌洗液、痰液等，在病毒性肺炎流行期间，要充分评估临床采样给医务人员带来的感染风险。培养阳性是临床感染确诊的金标准，尤其对于侵袭性真菌感染病例意义最大。在临床上明确某一类真菌感染，首先要分离临床菌株，并行菌种鉴定，最后行药敏试验。明确感染的病原体及耐药谱，即可指导临床选择合理药物，从而实现精准诊疗。SDA 培养基、YPD 培养基、PDA 培养基等均是真菌培养的常用培养基，但此类传统的固体培养基对血液样本中微生物的培养效果较差，因此可使用"自动血培养系统"以提高敏感性。血培养瓶在 35℃ 中以固定频率摇动培养 5 天，采用荧光或比色法测量微生物产生的二氧化碳排放量。自动血培养系统的设备和血培养瓶成本高昂，且仪器需要定期维护，因此在低收入国家推广具有一定的难度。在低收入国家及发展中国家常采用非全自动的血液培养策略，将疑似感染血液接种到双相血培养瓶或者肉汤中，并以静态方式在 35℃ 下培养 5 天，肉眼观察培养瓶外观改变（如产生的气体及浊度改变）。与自动血液培养系统比较，这种非全自动的血液培养策略敏感性较低。

（二）各种形态学鉴定方法

表型分析，如革兰氏染色、直接镜检、培养和分离物的形态学鉴定，以及生化实验,是发展中国家应用最为广泛的鉴定方法。其既可以直接检测临床标本,也可以应用于分离株的鉴定。荧光染料(使用钙白、荧光素等)可用于检测临床样品中的真菌结构成分,且具有较高的灵敏度。其他染色剂如 GMS、PAS、HE 也常用于组织样本的真菌染色。尽管这些方法不能区分菌株,但可以为临床上经验性抗真菌治疗提供依据。

念珠菌显色培养基(chromogenic candida agar)在临床菌种鉴定中较常使用,但只能鉴定念珠菌属的少数菌种,该方法较昂贵且应用范围有限(表 5-1)。

表 5-1 念珠菌显色培养基菌落颜色及对应菌种

种属	颜色和特征
白念珠菌	绿色 - 蓝绿色菌落
克柔念珠菌	扁平的、周围不规则的紫红色菌落
光滑念珠菌	中心紫色,周围粉红色菌落
热带念珠菌	蓝色菌落
其他菌	其他颜色或者被抑制

商业化的手动生化方法,如 API 20C AUX、ID32C 酵母菌鉴定系统等,可以更好地鉴定酵母和类酵母菌种。但是目前,没有一种手动生化分析方法可用于鉴定耳念珠菌新发、少见物种,容易将此类酵母误诊为其他常见念珠菌物种。因此,为了确保发展中国家实验室更准确地鉴定真菌种类,现有的生化诊断系统应扩展、更新诊断数据库,或者与其他方法联合诊断。例如,笔者团队结合临床工作及文献调研发现,*Cy. fabianii* 容易被 API ID32C 等商业化试剂盒诊断为 *C. pelliculosa* 和 *C. utilis*。*Cy. fabianii* 对于常见抗真菌药的 MIC 比 *C. pelliculosa* 和 *C. utilis* 都高,如果误诊,则会在一定意义上影响临床决策。因此,我们设计了一套用于补充现有生化分析法的多重 PCR 诊断体系,能够准确区分 *Cy. fabianii*、*C. pelliculosa* 和 *C. utili*。

与酵母菌种相反,丝状菌的鉴定需要一定的真菌形态学基础。如果没有分子生物学方法(如 MALDI-TOF MS 或 DNA 测序),丝状菌鉴定难度极大。通常丝状菌肉眼鉴定的准确度仅可到组 / 复合体或属,其准确性取决于检验技师的水平。一般来说,种属水平的鉴定已经可以指导临床用药了。如果怀疑存在某些天然耐药的丝状菌,应该鉴定到种。

MALDI-TOF MS 等高度准确的方法需要昂贵的质谱设备,发展中国家通常负担不起。但是,MALDI-TOF MS 通过改进工作流程以降低试剂成本,可以节省大量资金。在大规模检测中心，每个质谱样本节省的成本可以抵消约3年后的设备初始投资。MALDI-TOF MS 提供的特异性检测结果可以有助于患者临床精准干预策略的选择，可以避免不适当的治疗，降低发病率和死亡率，从而减少住院有关的费用。

（三）血清学检测

1900年初，血清学检测首次用于诊断真菌。1958年，Heiner 将琼脂双向免疫扩散法应用于组织胞浆菌病的血清学诊断；1963年，检测隐球菌抗原的乳胶凝集试验用于隐球菌脑膜炎诊断。此后，基于抗原和抗体的真菌病原体检测方法得到了广泛的发展，包括检测真菌细胞壁的抗原（甲壳质、β-葡聚糖和甘露糖蛋白），荚膜成分（葡糖醛酸甘露聚糖）和代谢产物（C-阿拉伯糖醇和天冬氨酰蛋白酶）及宿主免疫系统产生的抗体。尽管真菌培养和PCR是常规诊断方法，但是培养非常费时，PCR需要特定的仪器。因此，血清学检测在筛查侵袭性真菌疾病中起着重要作用。临床样本包括支气管肺泡灌洗液、脑脊液、血清、全血、血浆和尿液。一般来说，抗原的检测优于抗体的检测，因为感染的早期或免疫抑制可能无法产生可检测的抗体水平。

侵袭性念珠菌感染在真菌病中最常见。G试验检测存在假阳性，且无法用于某些真菌物种，限制其临床应用范围。而目前使用ELISA法对甘露聚糖和抗甘露聚糖抗体进行联合检测，是诊断侵袭性念珠菌病的公认方法，已在多个发展中国家使用。

念珠菌甘露聚糖（mannan, Mn）作为念珠菌感染的标志物已被广泛研究。甘露聚糖常以糖蛋白的形式存在于多种微生物中，是念珠菌表面除葡萄糖外的另一重要抗原。甘露聚糖是机体固有免疫和适应性免疫的重要抗原，它能引起很强的抗体反应，侵袭性真菌病约50%为念珠菌感染，其中白念珠菌感染最为常见，占念珠菌感染的65%以上。血培养阳性率低、耗时长，G试验又不能实现念珠菌的特异性鉴别诊断，所以甘露聚糖检测对侵袭性念珠菌感染的检测有十分重要的意义，多项实验研究肯定了甘露聚糖抗原及其抗体在深部真菌感染诊断中的价值。2010年，第三届欧洲白血病感染会议建议甘露聚糖抗原和抗甘露聚糖抗体在侵袭性念珠菌病诊断中的应用。近年来念珠菌抗原、抗体检测是研究焦点。国外研究报道甘露聚糖检测的敏感度为58%、特异度为93%，抗甘露聚糖抗体的敏感度为59%，特异度为83%。当抗原和抗体联合检测可提高敏感度至83%，特异度至86%。此外，免疫力低下患者的抗体检测敏感性低，这是由于该群体通常不能产生针对念珠菌抗原的抗体，因此具有被侵袭性念珠菌病感染的高风险。

念珠菌甘露聚糖检测和抗体 IgG 检测在欧洲获得了比美国更大的认可。抗原可能因血液流动被快速清除而呈阴性，而抗体持续存在于人体，因此更具有持久性。临床对免疫抑制宿主中抗体检测的可靠性表示担忧，但是对于中性粒细胞减少症和细胞介导的免疫缺陷（包括造血干细胞移植和实体器官移植）患者，普遍认为检测结果良好。目前认为最好的检测策略是抗原抗体联合检测，且已在欧洲获批准使用。念珠抗原抗体联合检测在侵袭性念珠菌检测的优势已经在前面提及。中国人民解放军总医院回顾性对照研究证实，Mn 抗原、Mn-IgG 抗体及两者联合检测时敏感度和特异度分别是 64.8% 和 89.2%、74.6% 和 87.0%、81.7% 和 81.6%，联合检测的敏感度显著高于单项检测。与培养法相比，甘露聚糖检测阳性结果平均提前 6 天，Mn-IgG 抗体检测平均提前 7 天，其临床运用对提高治愈率与病死率有重要的价值。最新版《中国成人念珠菌病诊断与治疗专家共识》推荐 Mn 抗原 / Mn-IgG 抗体检测用于临床侵袭性念珠菌病的诊断，该产品已获得国家市场监督管理总局批准。

目前，深部曲霉菌感染主要包括侵袭性曲霉病、慢性肺曲霉病和过敏性肺曲霉病等。曲霉菌抗原是早期诊断侵袭性曲霉病的重要标志。1979 年 Reiss 和 Lehmann 的研究发现，半乳甘露聚糖抗原（GM 试验）是存在于大多数曲霉菌种细胞壁中的一种多糖，在感染过程中从生长的菌丝中释放出来。这一发现对于曲霉菌的诊断方法开发具有里程碑意义。

GM 试验在严重免疫缺陷及中性粒细胞缺乏性侵袭性感染患者中具有高敏感性和特异性，而曲霉菌 IgG 抗体检测在非严重免疫抑制的慢性肺曲霉病患者中的敏感性最高。2016 年美国感染病学会（IDSA）指南明确指出，曲霉菌 IgG 抗体检测为慢性肺曲霉病患者首选的微生物学证据。而且，曲霉菌 IgG 抗体检测也是针对慢性肺曲霉病患者的最灵敏的微生物学检测方法。2017 年欧洲 ESCMID-ECMM-ERS 指南明确指出，对有空洞或结节的慢性肺曲霉病患者，曲霉菌 IgG 抗体检测为 A 级推荐，肺泡灌洗液的 GM 试验为 B 级推荐，而不推荐行血清 GM 试验。最新流行病学研究证实，每年有 20 万的侵袭性肺曲霉病患者、300 万的慢性肺曲霉病患者和 480 万的过敏性支气管肺曲霉病患者。一项基于大数据的研究证实，血清 GM 试验对侵袭性肺曲霉病、慢性肺曲霉病和过敏性支气管肺曲霉病的敏感度分别为 62%、23% 和 0，曲霉菌 IgG 抗体检测对上述三者的敏感度分别为 65%、100% 和 65%，曲霉菌 IgE 抗体检测对上述三者的敏感度分别为 0、66% 和 100%。由此可见，曲霉菌 IgG 抗体检测不仅对慢性肺曲霉病患者有极高的敏感性，同时针对部分的侵袭性感染和过敏症患者也有一定的检出率，覆盖更广泛的曲霉菌感染人群。近年来，国内外多家医疗机构采用曲霉菌 IgG 抗体国产试剂盒并发表多篇研究证实，曲霉菌 IgG 抗体检测在慢性肺曲霉病诊断中的价值，其敏感度为 70.0% ～ 84.1%，特异度为 82.8% ～ 94.4%。除此之外，研究发现曲霉菌 IgG 抗体检测可用于区分曲霉菌的定植与感染、治疗监测和病情转归，并对非中性粒细胞缺乏性侵袭性肺曲霉病患者也有一定的检测价值。

过敏性支气管肺曲霉病是烟曲霉致敏引起的一种变应性肺部疾病，表现为慢性支气管哮喘和反复出现的肺部阴影，可伴有支气管扩张。在 2017 年过敏性支气管肺曲霉病诊治专家共识的诊断标准中血清曲霉菌 IgE 抗体水平升高或曲霉菌皮试速发反应阳性是诊断过敏性支气管肺曲霉病的必需条件之一，是其特征性的诊断指标。有研究显示，曲霉性特异性 IgE 水平是诊断该病灵敏度最高的指标，血清烟曲霉特异性 IgE 抗体的诊断灵敏度达 100%。

隐球菌性脑膜炎血清学试验主要检测血清、脑脊液等体液中的荚膜多糖葡糖醛酸羟甘露聚糖（GXM）。最常用的检测方法是乳胶凝集试验，此方法已被广泛应用 40 年。近年开发的胶体金法的灵敏度与乳胶凝集试验相似或更高，特异性与乳胶凝集试验相似，且这种方法价格便宜，易操作，在 15 分钟内即可得到清晰的结果，无须特殊设备，在发展中国家非常适用。建议对晚期 HIV 感染的患者进行隐球菌抗原筛查。

（四）分子诊断

自 PCR 技术被发明和商业化以来，该方法已成为分子生物学最基础的技术方法，在医学微生物鉴定中也已成为必不可少的工具。PCR 由于成本低、重复性好，是一种通用技术，建议在发展中国家广泛使用。随着科技的进步，PCR 仪器制造更加简单化，但仍然具有良好的性能。在医学真菌学中采用的检测手段主要是基于常规的 PCR 检测和实时定量 PCR（qRT-PCR）。

常规 PCR 检测利用成对引物扩增单重或多重反应中的靶标，随后通过琼脂糖凝胶电泳观察。PCR 产物的长度和条带模式的变化，以及限制性酶切图谱，可以区分各种目标真菌。这类技术又可分为限制性片段长度多态性（RFLP）-PCR、简单 PCR 和巢式 PCR 等方法。

（1）RFLP-PCR 分析：利用 PCR 和限制性内切酶结合，采用通用引物获得 PCR 扩增产物，通过凝胶电泳检查，并用限制性核酸内切酶消化。通过凝胶电泳观察所得的特定片段化模式以鉴定各种真菌。RFLP-PCR 可用于分析纯培养物和临床样品中的 DNA，并可检测多种致病真菌，包括念珠菌、荚膜组织胞浆菌、毛霉菌和曲霉菌。但是，由于该方法步骤较多，包括电泳分离和限制酶消化，存在污染风险，费用高且时间长。此外，若扩增产物有多个条带和（或）相似的长度，则无法直接在临床样品中准确鉴定物种。

（2）简单 PCR：与 RFLP-PCR 分析相比，该方法相对容易和直接，应用主要取决于特异性引物和扩增片段的长度。引物设计方便、简单且成本低，使该方法被广泛用于鉴定各种临床相关真菌，包括最常见的致病酵母、隐性念珠菌、皮肤癣菌和曲霉菌。缺点是多重性会显著影响灵敏度和特异度，在某些情况下可能导致检测限制，产生非特异性结果。由于该方法灵敏度欠缺，依赖于通过凝胶电泳显示的片段，增加周转时间和污染的风险，因此直接检测临床标本可能效果不佳，但在血培养或与反向线印迹杂交结合使用时，性能良好。此外，与直接显微镜或培养等表型分析相比，多重 PCR 分析可能敏感度更高。

（3）巢式 PCR：由两次连续的 PCR 扩增组成。核酸末端在第一轮中用外部引物扩增，其扩增产物在第二轮中被用作内部引物的模板。该方法解决了RFLP-PCR 和简单 PCR 的敏感性与特异性问题，适用于直接检测临床样品中少量的真菌，从而能够及时进行抗真菌治疗。可用于鉴定石蜡包埋的组织和念珠菌属物种、曲霉菌等。此外，与 RFLP 结合使用，巢式 PCR 对毛霉菌等物种显示出高度的特异性和敏感性。但是，连续两轮 PCR 可增加假阳性（尤其是对于环境中普遍存在的真菌），并增加了周转时间和费用。在临床应用巢式 PCR 时，应考虑 PCR 分区，使用无真菌污染的试剂和专用实验室设备，严格遵守操作规程和说明。

（4）RT-PCR：与常规方法相比，RT-PCR 的优点是可利用短扩增子（100～200bp）来减少整体反应时间，记录和存储定量数据及可实现高通量检测。DNA 结合染料和荧光探针是 RT-PCR 常用的检测策略。SYBR Green 是最常见的 DNA 结合染料，但是它会抑制较高浓度的靶标扩增。因此进一步开发了其他染料，如 Eva Green，使得抑制作用小，熔解曲线更稳定。这两种染料可与ds-DNA 紧密结合，但也可以和 ss-DNA 有较弱的结合，因此可能存在背景信号。与 DNA 结合染料法相比，荧光探针法可显著增强 RT-PCR 的特异性。另外，靶标的选择会极大地影响诊断价值，因为核糖体 DNA 基因座中的靶标存在多个拷贝，而结构基因如肌动蛋白、延伸因子 1α、RNA 聚合酶Ⅱ等以单拷贝形式存在。即使选择扩增核糖体，具体靶标的选择也会影响敏感性和特异性。例如，烟曲霉检测中 28S 亚基比 18S 亚基更敏感，更具特异性，且具有更高的阳性和阴性预测值。Taqman 探针和分子信标是用于诊断的最普遍探针。

目前，虽然在临床实践中已广泛使用各种 PCR 检测手段，但在真菌诊断中，由于其市场规模相对少、临床批件的获取需要大量的病例，因此尚未被广泛普及。已上市的 PCR 试剂盒大多数是检测酵母菌属，针对其他真菌的检测体系仍然较少。由于体液中存在的目标真菌数量较少，需要破壁及纯化核酸，因此 DNA 模板的制备和标准化较难。另外，不同样本可能含有不同的抑制性化合物，应选择合适的临床样品（全血、血清、血浆、痰液、尿沉渣等）并去除干扰物。由于 PCR 的高灵敏度，必须特别注意反应环境，以防止污染。例如，模板制备和 PCR 反应需要与电泳检测进行物理分区，以避免由于环境中存在大量扩增子而造成的污染。PCR 试剂的配制需使用专用移液器、吸头和试管。注意控制试剂污染，做好内部扩增控制及阴性和阳性对照。

PCR 技术需要使用热循环仪，需要较高的成本。为了避免购买昂贵的仪器，一系列恒温扩增技术于 1990 年前后不断涌现。恒温扩增基于室温条件或其他恒定温度条件，对加热块中的 DNA 模板进行扩增，该方法成本低、易推广，尤其适用于发展中国家及经济落后的区域。下面将重点讨论用于鉴定真菌病原体的多项恒温扩增技术，包括环介导等温扩增、滚环核酸扩增、重组聚合酶扩增和核酸序列依赖性扩增。

1. 环介导等温扩增（LAMP） 该技术于 2000 年由日本学者 Notomi 提出，针对目标靶基因片段设计 4 条引物（2 条内引物和 2 条外引物），在具有链置换活性的 DNA 聚合酶作用下恒温扩增（60 ～ 65℃），不到 1 小时即可实现 10^9 左右的核酸高倍扩增。该扩增消除了 PCR 所需的温度循环，同时获得了类似的扩增产量，且对实验条件要求不高，便于临床推广。目前已成功验证，其被用于从模拟环境样品和临床标本中检测耳念珠菌；并且在某些情况下，在烟曲霉感染的临床样品直接鉴定中，优于 qRT-PCR。主要缺点包括引物设计和分析优化的复杂性，无法执行多重分析，对气溶胶等残留污染的假阳性及依赖于额外的加热模块（95℃）。笔者团队在前期研究中成功研制并授权了多项真菌 LAMP 检测体系专利，包括隐球菌（zl.201310206320.8）、组织胞浆菌（zl.201510177042.7）、克柔念珠菌（zl.201610369663.X）、卡氏枝孢霉等检测试剂盒，可作为未来真菌感染诊断的技术储备。

2. 滚环核酸扩增（RCA） 该技术模仿细菌质粒扩增的模式，利用了几种与环状 DNA 分子中各个位点退火的引物，可快速实现有效的扩增。RCA 可提供高效率和特异性的扩增，甚至可以用于突变检测、定量检测。此外，它在研发过程中几乎不需要优化，通过凝胶电泳甚至使用核酸嵌入染料进行比色测定来检测扩增产物。在医学真菌学中，RCA 通常与圆形（挂锁）探针（RCA-挂锁探针）一起使用，以提高特异性和敏感性。当探针的两个互补端与模板匹配时，通过 T4 连接酶连接后，RCA 引物退火并扩增。将挂锁探针应用于从纯培养物分离的 DNA 中，不仅可以成功地区分重要的真菌物种，而且还可以区分隐球菌和毛癣菌物种的各种基因型。然而其敏感性差，虽然已被广泛应用于分析纯培养物的 DNA 样品，但只有少数研究直接检测临床样品中的病原体。此外，阴性对照样品中的残留污染及在某些情况下的异常条带可能会对结果造成干扰。该方法检测错配的特异性主要取决于核苷酸类型。笔者团队在前期研究中成功研制了针对皮肤癣菌和 *Cladophialophora carrionii* 的 RCA 检测体系专利。

3. 重组酶聚合酶扩增（RPA） 该方法出现在 2006 年，使用重组酶 A（RecA）解开 DNA 分子。然后，通过单链 DNA 结合蛋白稳定得到的未缠绕靶区域，并通过 Sau 聚合酶扩增，其扩增时间为 15 ～ 30 分钟，是目前等温技术中最快的。另一个优势是有商业试剂盒，引物设计原理与常规 PCR 相似。在检测分枝杆菌感染中，敏感度和特异度达到 100%。

4. 核酸序列依赖性扩增（NASBA） 1991 年 Compton 首先报道了该方法，由一对引物介导（一条与 RNA 结合，另一条与 ssDNA 结合），在几种酶的帮助下对 RNA 进行恒温扩增，包括 T7 RNA 聚合酶、逆转录酶和 RNase H。在医学真菌学中，NASBA 可检测侵袭性曲霉病和念珠菌病患者的血液样本。此外，该方法可用于预测侵袭性曲霉病患者 12 周预后结果，且比 qRT-PCR 敏感性更高。该方法与中性粒细胞计数的 G 试验检测相结合，大大提高了检测敏感性和特异性。与 qRT-PCR 相比，该方法样品量更少（仅 100μl 的血液）。但是，由于血液样本中的 RNA 即使在 –70℃时也易于降解，因此应从新鲜血液样本中提取 RNA 用于检测。

（五）分子药敏

在三大类主流抗真菌药物中，棘白菌素类价格高昂，多烯类毒性大，而唑类药物成本低、副作用小，临床应用较广。唑类药物耐药已成为领域内国际性难题，如一项研究显示印度发生的 350 例耳念珠菌感染病例对氟康唑耐药率高达 90%。氮唑类药物作用靶点为真菌甾醇合成过程中的一个关键酶——CYP51（羊毛甾醇 14α- 去甲基化酶）。CYP51 由 *CYP51* 基因（同名 ERG11）表达，而唑类化合物的耐药性主要由该基因突变引起。棘白菌素耐药的酵母菌在 β -1,3-葡聚糖合成酶基因成分 *FKS1* 和（或）*FKS2* 的热点区域具有突变。

对于侵袭性真菌感染，早期正确的诊断及抗真菌治疗是成功治愈的关键。体外药敏试验是真菌耐药性检测的金标准，方法成熟可靠，但其最大的弱点是费时，传统培养时间是 2 ～ 3 周，体外药敏试验至少需要培养 1 ～ 2 天后观察结果，难以满足临床对于耐药真菌诊断与治疗的需求。因此，寻找特异性好、灵敏度高并且简单易行的实验室检测指标与方法是耐药真菌研究中需要解决的问题。目前环介导等温扩增、巢式 PCR 和 qRT-PCR 已被广泛用于检测纯培养物和临床样品中对唑类耐药的烟曲霉菌株突变检测，从而反映菌株耐药情况。普通 PCR 和 qRT-PCR 分析也可鉴定对吡咯类和棘白菌素耐药的念珠菌突变株。项目组针对烟曲霉的耐药突变 TR34/L98H 设计了一套染料法——二重荧光 PCR 耐药检测方法，而且特异性和敏感性均较高，能够同血清学检测形成良好的互补，适用于临床快速检测，进而提高了曲霉菌的诊治水平。但是该方法仍具有一定的局限性，不能完全取代传统药敏方法，是对传统真菌药敏方法的有益补充（授权号：zl.201611094154.7）。

（六）新一代测序等新技术

1. **基于 CRISPR 的诊断系统**　CRISPR 系统是存在于细菌及古生菌中的一种获得性免疫系统，用于抵抗外来入侵的噬菌体或病毒，基本原理是利用 Cas 蛋白在向导 RNA 的引导下识别并切割含有 PAM 序列的靶标 DNA 或 RNA，从而达到保护自身的目的。目前可以利用 CRISPR 进行核酸的体外检测，通过 Cas 蛋白（如 Cas13a 和 Cas12a）与 crRNA（CRISPR RNA）结合形成二元复合物，并在其引导下扫描靶标 RNA 或 DNA，识别 PAM 序列，形成 Cas-crRNA-ssRNA 或 Cas-crRNA-dsDNA 三元复合物，激活 Cas 蛋白的顺式切割活性，特异性地切割目的序列，诱导产生强大的反式切割活性，非特异性地切割 ssRNA 或 ssDNA。只要在体系中加入单链荧光报告基因（ssRNA/ssDNA reporter）就能对结果进行可视化检测。此技术有望成为一种强有力的分子诊断工具。

2020 年 5 月 6 日，国外紧急授权了 CRISPR-Cas13 的 COVID-19 检测试剂盒，该试剂盒将靶向 RNA 的 CRISPR 相关酶（即 Cas13a）改造为一种快速的、廉价的和高度灵敏的诊断工具，即 SHERLOCK。SHERLOCK 方法的第一步是从患者的鼻腔拭子或支气管肺泡灌洗液中提取样本，利用 SARS-CoV-2 的 *S* 基因和 *Orf1ab* 基因分别设计了相应的向导 RNA（gRNA），经过 RT-RPA（实时重组酶聚合酶扩增）等温扩增、使用 Cas13a 序列检测及短暂孵育 3 个步骤，对 SARS-CoV-2 目标序列进行持续的检测，能在 1 小时内用试纸条读出结果，无须借助复杂仪器，为 SARS-CoV-2 诊断提供了新的可能。

目前，病原真菌检测领域虽然还未有成熟利用 CRISPR 进行鉴定的报道，但作为基因编辑工具，CRISPR 技术已被广泛应用于真菌基因改造的合成生物学中。CRISPR/Cas9 系统将 1.4kb KanMX 基因整合到敲除的 CAN1 位点，敲除率为 100%，开启了酵母基因整合新模式。基于 CRISPR/Cas9 的基因驱动平台，能够在二倍体病原体中进行基因操作，快速形成突变体，已被广泛用于白念珠菌基因编辑中。在靶向基因序列被切断后，可通过基因驱动将所有的 Cas9 和

gRNA 组件插入目标位置。该方法为了解白念珠菌致病机制和耐药性提供了新的技术。此外，通过特定的密码子优化和体外 RNA 转录，融合增强的绿色荧光蛋白对其进行检测，建立了适用于丝状真菌里氏木霉的 CRISPR/Cas9 系统，不仅可以在同源臂较短的条件下实现靶基因高效率的同源重组，也可同时编辑多个靶基因。与病毒检测类似，CRISPR-based 方法可结合荧光蛋白或光电信号等应用于真菌的检测，为病原真菌基于核酸的快速鉴定提供参考。

与 PCR、定量聚合酶链反应（qPCR）等传统分析方法需在实验室完成不同，CRISPR 不依赖于精密的设备，只需一台离心机和便携式荧光分析仪即可完成快速现场检测。

2. 纳米孔单分子测序　高通量测序技术能够从复杂样品中捕获到待测病原体并能够详细解析出其基因组的完整信息，有利于发现未知病原体。单分子测序技术也被称为第三代测序技术，可以在单个分子水平读取核苷酸序列，主要代表有 HeliScope、Nanopore 等。与传统的第一代和第二代测序技术相比，第三代测序能够产生更长的碱基读长，平均读长为 10kb，最长可达 100kb，直接对 RNA 进行测序，无须逆转录，速度极快。其中 Nanopore 测序仪小巧便携，可实现多场景现场测序。

纳米孔单分子测序技术的实质是利用电信号测序，其原理是纳米孔内有共价结合的分子接头，当单个碱基或 DNA 分子通过纳米孔通道时，电荷发生变化，短暂地影响流过纳米孔的电流。由于化学结构的差异，A、C、G 和 T 这 4 种不同碱基通过纳米孔时会产生不同强度的电流，通过灵敏的电子设备可以检测到电流变化，进而识别 DNA 链上的碱基。

获得一个物种的基因组具有十分重要的意义，二代高通量测序的发展使得诸多物种的基因组从头组装成为现实。然而由于许多生物学和技术因素，特别是重复或杂合序列、测序错误、嵌合读码、读长不足或读码覆盖不全或读码有偏差等因素，高质量的基因组组装变得很有挑战性。在这些限制因素中，最突出和最具挑战性的便是重复序列，真菌基因组中存在大量的重复序列，二代测序技术因为读长过短（只有 50 ～ 400bp）在鉴别重复序列等方面存在固有的局限性。三代测序的长读长能力克服了二代测序的限制，因此利用三代测序技术的长读长能力进行基因组从头组装成为其主要应用。目前，基于 Nanopore 公司的测序技术已经完成了包括病毒、细菌、真菌、人类等多个物种的基因组测序。

SARS-CoV-2 忽略荧光基因组测序不仅能够为病原鉴定、病毒溯源与变异、传播力和传播机制等研究提供切实可靠的基因组信息，还能够为病毒快速鉴定提供基因组参考。由于 Oxford Nanopore 的长读长特点，其在基因组拼接组装方面有显著的优势。为了检测 SARS-CoV-2，基于 Oxford Nanopore 的 DNA/RNA 测序技术开发了一种快速且低成本的检测方法，称为 LamPORE，其样本制备采用了环介导等温扩增技术及快速建库试剂盒，将成熟的环介导等温扩增与测序技术相结合，通过在相应测序设备上运行，能够准确检测样本中是否含有 SARS-CoV-2。该方法后期有望同时检测包括 SARS-CoV-2 在内的多种病原体。

纳米孔靶向测序检测结合了病毒靶向扩增和纳米孔测序长读长、实时数据输出的优势，将测序范围扩大到 9 个基因、12 个位点近 1 万个碱基（10kb）区域，全面覆盖病毒基因组上主要基因区域，100% 覆盖病毒基因组上与毒力相关的重要基因，首次实现 6～10 小时高敏感性、高准确性，以及同时检测 SARS-CoV-2 和其他 10 大类、40 余种呼吸道病毒。同时，该方法还可对 SARS-CoV-2 基因组变异情况进行检测，监控病毒的突变及对病毒进行分型。该测序的长度长优势更有利于进行较大基因组的测定，如检测条件致病菌假丝酵母菌 CBS 14366T 的全基因组；使用 Nanopore MinION 从头测序组装三种子囊菌的基因组，以 Nanopore 测序数据为骨架，用 Illumina 测序数据进行校正，从而识别出新的基因组区域。

测序技术具有高度的准确性和敏感性，能够全面反映病原体的遗传信息，未来将只需几分钟即可在一个读数中给出一个样本中所有病毒和其他病原体的完整遗传信息，而不需要不同的诊断分析，这将改变诊断的方式。但是，由于其需借助昂贵的仪器和耗材，且结果依赖于专业人员分析解读，目前较难运用于大规模临床检测。期待测序成本的进一步降低，操作流程的简化，分析技术的便捷，这将为临床检验技术的革新做出巨大贡献。

无论是基于 CRISPR 的诊断方法，还是基于 Nanopore 测序的诊断及溯源，这些新技术有很强大的功能和发展前景，对于真菌的早期诊断这一世界性难题的突破将有极大帮助。此次 COVID-19 合并真菌感染的死亡率显著升高，晚诊断 1 小时就可能错过及时救治的机会。病毒诊断技术的发展日新月异，但真菌由于是真核生物，相比于病毒基因组，它的基因组数据量更大，重复序列更多、更复杂多变，使得诊断溯源难度加大，更需要科研工作者与临床医师、检验人员通力合作，突破真菌感染诊断的技术难关。

二、常见真菌病的诊断策略

（一）曲霉菌病的诊断方法

明确诊断曲霉病通常需要无菌部位样本培养阳性或者组织病理病原学证据。

其他诊断方法包括影像学、GM 试验、G 试验、IgG 与 IgE 检测和 PCR 检测，也均可起到辅助作用。

镜检：可通过特殊染色对呼吸道等样本中的曲霉菌进行显色，曲霉菌在镜下常表现为带有锐角的分隔菌丝，但镜检特异性差，难以准确鉴定到种，几种丝状真菌可具有相似的微观外观。

组织病理学：可作为侵袭性曲霉菌感染的确诊方法。与镜检相似，可以见到曲霉菌有隔菌丝，且带有锐角分支，但这一特点也可被误认为其他丝状菌。

培养：可以使用各种无菌标本进行培养，在培养 1 ～ 3 天可以观察到快速生长的曲霉菌。可进一步在镜下鉴定。但是，这种方法灵敏度较低，因为患者的无菌组织 / 体液可能呈假阴性。

GM 试验：该测试方法可靶向检测曲霉菌属和其他真菌中位于细胞壁的多糖。针对血清和肺泡灌洗液的测定试剂盒已获国家食品药品监督管理局批准。但需要注意的是，该方法可能存在与某些抗生素使用相关的假阳性，也可能与其他真菌存在交叉反应，如由镰孢菌属或者组织胞浆菌引起的感染。

G 试验：该测试可检测曲霉菌属及其他真菌细胞壁中的一种成分，已被批准用于诊断侵袭性真菌感染，包括曲霉菌、念珠菌和肺孢子菌。与 GM 试验相似，其特异性在多种情况下会降低，包括使用某些抗生素、血液透析及与某些细菌共感染。

IgG 与 IgE 检测：曲霉菌 IgG 抗体检测为慢性肺曲霉病患者首选的微生物学证据。血清曲霉菌 IgE 水平升高或曲霉菌皮试速发反应阳性是过敏性支气管肺曲霉病特征性的诊断指标。

PCR 检测：对组织和支气管肺泡灌洗液等临床标本进行种属鉴定。

（二）念珠菌病的诊断方法

侵袭性念珠菌病的诊断主要依靠无菌体液及血液培养。分离菌株种属的确定及药敏试验结果对于指导抗真菌治疗十分重要。新型的非培养诊断方法很有前景，但尚未得到广泛使用。G 试验常作为辅助诊断工具，但该方法不是针对念珠菌的特异性检测方法。与美国相比，念珠菌 Mn 检测和抗体 IgG（A-Mn）检测在欧洲获得更大的认可。

（三）毛霉菌感染的诊断方法

对于疑似毛霉菌病患者，临床上会综合其病史、症状、体征和实验室检查等进行综合判断。怀疑肺部或鼻旁窦有毛霉菌感染时，应采集呼吸系统的液体样本进行实验室检测，或进行组织活检。在显微镜下对真菌分离培养物或者受感染的组织进行分析，从而寻找毛霉菌感染的证据。根据疑似感染的部位需要进行影像学检查，如对肺部、鼻旁窦等疾病高发部位进行 CT 检查。

（四）隐球菌病的诊断方法

对于隐球菌感染患者，病原学证据包括墨汁染色镜检、隐球菌分离培养和鉴定、组织病理学检查及乳胶凝集试验。

（五）肺孢子菌病的诊断方法

取患者的肺部样本对肺孢子菌病进行诊断，样本包括痰液、支气管肺泡灌洗液和肺活检等。显微镜下荧光镜检具有一定的阳性率。PCR 也可用于检测不同类型样本中的肺孢子菌 DNA。血清 G 试验可作为肺孢子菌病的辅助诊断。

（六）粗球孢子菌病的诊断方法

粗球孢子菌病最常采用 IgM 和 IgG 抗体的血清学诊断方法，还可采用组织和呼吸道标本的培养方法。由于患者通常不会自发咳嗽，因此很难获得痰液。相应培养物的处理和操作应在生物安全 3 级实验室进行。同时可以对组织或呼吸道分泌物样本进行镜检，但灵敏度较低。目前，尿液抗原检测未被广泛使用，但在有严重疾病的免疫功能低下的患者中可用于诊断粗球孢子菌病。分子诊断包括 PCR，可直接从下呼吸道标本中检测粗球孢子菌。

（七）组织胞浆菌感染的诊断方法

目前组织胞浆菌的培养仍是金标准，必要时延长培养时间以提高阳性率。组织病理学方法敏感性较低，组织胞浆菌的组织相可能被误认为念珠菌、隐球菌、粗球孢子菌、利什曼原虫等。血清学检测是其重要的证据，但需要注意着色芽生菌及球孢子菌的交叉反应。

三、病毒性肺炎合并真菌感染的诊断现状

（一）诊断标准

侵袭性真菌病的定义首次由欧洲癌症研究和治疗组织（EORTC）及真菌研究组教育与研究共同体（MSGERC）于 2002 年提出，后续在 2008 年和 2019 年进行了更新。确诊病例（proven case）需要经证实的病例定义为组织病理学阳性；可能病例（possible case）基于宿主因素和放射学诊断标准；疑似病例（probable case）由宿主因素、放射学和微生物学标准共同确定。真菌定量聚合酶链反应（qPCR）已作为微生物标准纳入 2019 年更新版。该 EORTC/MSGERC 定义中纳入宿主因素，其最初的考虑是为了使临床试验中包含的免疫力低下的人群均质化。但笔者认为 EORTC/MSGERC 分类不适合病毒性肺炎或者 ICU 患者，因为此类患者虽有侵袭性真菌感染风险，但不具有 EORTC/MSGERC 定义的宿主因素。因此，为了避免 EORTC/MSGERC 诊断标准这一缺陷，后续提出了可

用于 ICU 的 AspICU 诊断策略。近年来，由于对病毒性肺炎的重视，提出了流感相关侵袭性曲霉病（IAPA）和 COVID-19 相关肺曲霉病（CAPA）的诊断标准。与 EORTC/MSGERC 分类不同，AspICU 诊断策略使用临床症状、限制较少的宿主因素和来自呼吸道的曲霉菌阳性培养物来定义"推定的"（putative）曲霉菌病。然而，AspICU 诊断策略没有考虑纳入 GM 试验检测，因为它在非中性粒细胞减少症患者中被证明不太可靠。此外，AspICU 分类并未纳入血液或者支气管肺泡灌洗液的 qPCR 检测来诊断侵袭性肺曲霉病。为了进一步改进原有诊断策略以使得病毒性肺炎继发真菌感染患者可以更早地被诊断和治疗，有学者综合了 EORTC/MSGERC 和 AspICU 两项标准，结合 GM 抗原和曲霉菌 qPCR 两项标志物提出了一种新的诊断策略，即 BM-AspICU，并在人群中进行了初步验证。BM-AspICU 标准和 CAPA 定义标准之间的一些相似之处如下：①纳入了 GM 抗原和 qPCR；②不同的患者类型标准有所不同。两者的区别如下：①对 COVID-19 患者取样存在一定危险性，因此 BM-AspICU 可接受任何呼吸道标本（包括气管和支气管抽吸物）的阳性培养，而不仅仅是来自肺泡灌洗液；②在 BM-AspICU 中，笔者建议通过真菌学证据的符合数量来弥补宿主因素的缺乏（在 EORTC/MSGERC 中，有宿主因素者需要一个真菌学标准；没有宿主因素者需要 ≥ 2 个真菌学标准才能诊断），CAPA 定义考虑的是放射学证据。

（二）采样策略

由于病毒性肺炎的特殊性，真菌学采样常使医师陷入既面临病毒气溶胶雾化和传播的风险，又面临为患者提供最佳诊断和治疗的两难选择。对确诊为重型 COVID-19 感染并经胸部影像学检查发现肺部浸润的患者，应通过呼吸道样本培养测定血清或肺泡灌洗液中的 GM 指数以明确是否存在曲霉菌感染。需要注意的是，COVID-19 患者行支气管镜检查可能导致病毒气溶胶的生成，从而给相关工作人员带来病毒感染的风险；然而，气管内抽吸物收集过程不涉及气雾生成，可能是一种更安全的替代性方案，不过它在 GM 检测中的效果尚未得到验证。一般认为气道抽吸物的曲霉菌培养阳性仅能被认定为定植菌感染，但结合临床特点和其他生物标志物（如血清 GM）综合考虑时，就很可能提示侵袭性感染。支气管镜检查的作用是有限的，相对而言血液样本检测可能更安全、更理想，并且还可以每周进行 2 次筛查，但是非中性粒细胞减少症患者的血清 GM 敏感性较低。

（三）影像学检查

在非中性粒细胞减少性侵袭性肺曲霉病患者中，与侵袭性肺曲霉病相关的典型"晕轮征"很少见，影像学检查可能显示多种特点，包括空洞、胸腔积液、磨玻璃混浊和肺不张等。高分辨率CT优于其他影像学检查，如胸部X线检查。

（四）监测策略

诊断病毒、真菌混合感染难度较大，而早期诊断对患者的预后起着至关重要的影响。因此，需要密切监测此类感染的发生，如果条件允许则在整个病程中进行纵向采样。对于重症患者，特别是对于 ARDS 患者，曲霉菌抗原检测和呼吸道标本 PCR 检测应作为常规检测手段。

第六章

病毒合并真菌感染的预防与治疗策略

一、治疗策略

（一）COVID-19 相关肺曲霉病（CAPA）的治疗策略

ECMM/ISHAM 关于 CAPA 的联合诊治指南提出推荐伏立康唑或艾沙康唑用于 CAPA 治疗的一线用药。除血液恶性肿瘤患者外，伏立康唑是侵袭性肺曲霉病的一线治疗药物。使用伏立康唑治疗 CAPA 时，推荐第 1 天给予负荷剂量6mg/kg，每天 2 次；第 2 天起剂量改为 4mg/kg，每天 2 次。重型 COVID-19 患者使用伏立康唑进行抗真菌治疗时，需注意以下几点：①由于其治疗窗窄、血药浓度的个体差异性大，因此用药过程中需要进行血药浓度监测。② ICU 内使用伏立康唑时剂量应适当减少。这是因为伏立康唑主要通过肝药酶 CYP2C19、CYP2C9 和 CYP3A4 代谢，而 ICU 里的很多其他治疗药物也是通过肝药酶代谢的，会对肝药酶产生竞争性抑制作用。③伏立康唑与 COVID-19 的治疗药物可能存在相互作用，如抗病毒药物瑞德西韦是 CYP3A4 的底物，与伏立康唑之间可能存在相互作用。而使用艾沙康唑治疗时，前 2 天给予负荷剂量 200mg，每天 3 次；第 3 天起给予剂量 200mg，每天 1 次。与伏立康唑相比，艾沙康唑显示出更佳的药动学特点，毒性也要小些。但是，它也与 CYP3A 相关，因此也可能存在药物相互作用的问题，只是不如伏立康唑明显而已。ICU 患者的胃肠吸收功能差，因此通常给药途径多选用静脉给药。

两性霉素 B 脂质体是 ICU 中治疗侵袭性肺曲霉病的主要替代药物。然而其具有肾毒性，会引起急性肾损伤，使患者的肾功能进一步衰竭，因此肾功能不全患者应慎用或停用该药。在 COVID-19 患者中，肾脏是主要的受累器官之一，因此使用两性霉素 B 时需谨慎。泊沙康唑或棘白菌素类药物是 CAPA 的二线替代药物。泊沙康唑显示出较佳的体外抗曲霉菌活性。棘白菌素类药物抗曲霉菌活性有限，但是该药具有不受药物相互作用影响的优点。此类药物常与其他抗真菌药物联用，是联合抗真菌治疗的绝佳选择。伊曲康唑现在很少用于治疗侵袭性曲霉病，尽管体外研究表明其对曲霉菌有较优活性。

烟曲霉对唑类抗真菌药物的耐药性影响了侵袭性肺曲霉病的治疗。在感染高发地区，使用唑类药物会使死亡率增加。烟曲霉对唑类药物的耐药性与其高频使用相关，且其耐药机制通常会影响未接受过唑类药物治疗的患者，表现为伊曲康唑、伏立康唑和泊沙康唑的最低抑菌浓度升高。曲霉菌的培养比较容易，可以对唑类药物进行最低抑菌浓度测定。利用分子基因型检测方法可快速检测临床样本是否存在与唑类药物耐药相关的曲霉菌属的常见突变，为治疗提供合理方案。对于三唑耐药率＞10% 的地区，推荐联合使用伏立康唑和棘白菌素类药物或使用两性霉素 B 脂质体进行初始抗真菌治疗。

为解决真菌耐药问题，不断有新的抗真菌药物在研发。目前处于临床试验阶段的抗真菌药物包括 fosmanogepix、ibrexafungerp、olorofim 和 rezafungin 四种，这些药物在发挥疗效的同时，具有更少的药物相互作用和更低的毒性。ibrexafungerp 具有抗唑类药物耐药曲霉菌的活性，其结构与棘白菌素类相似，通过抑制真菌 β-1,3- 葡聚糖合酶发挥抗真菌作用。fosmanogepix 靶向一种名为 Gwt1 的真菌酶。该酶是将甘露糖蛋白移动并固定在真菌细胞壁上所必需的，而甘露糖蛋白是维持真菌细胞壁完整性的重要组成部分。olorofim 作用靶点为真菌二氢乳清酸脱氢酶（真菌 DNA 合成中的重要酶）。美国 FDA 授予 olorofim 突破性疗法认定，当发生曲霉菌唑类药物耐药时，可选用 olorofim 作为替代药物。rezafungin 是棘白菌素类药物的新成员，与其他棘白菌素类相比，其稳定性高，可每周 1 次大剂量给药。这几种药物均具有抗曲霉菌（包括烟曲霉）活性，可用于 CAPA 患者的治疗。

COVID-19 患者中 CAPA 的发病率高、死亡率高，因此需要进行预防性抗真菌治疗，可选用三唑类药物、雾化吸入用两性霉素 B 脂质体及 rezafungin。尽管如此，目前没有任何一种抗真菌药物被批准用于 ICU 中的预防性治疗。

目前暂无最佳的抗真菌药物疗程，但专家小组建议 6 ～ 12 周可作为 1 个疗程。对于免疫力低下的患者，如血液系统恶性肿瘤或接受免疫抑制治疗的患者，疗程应更长。

由于唑类药物存在治疗窗窄、药物相互作用多的问题，需要进行治疗药物监测以确保安全性和有效性。使用伏立康唑或泊沙康唑进行 CAPA 治疗时，建议每周进行一次治疗药物监测。伏立康唑的血浆谷浓度推荐为 2 ～ 6mg/L；泊沙康唑的上限推荐为 3.75mg/L，下限为 1mg/L。当棘白菌素类药物用于肥胖或地塞米松治疗的患者时，也需要进行治疗药物监测。两性霉素 B 脂质体不需要进行治疗药物监测。

（二）念珠菌病的治疗策略

通常根据患者的年龄、免疫状况及感染的部位和严重程度选择侵袭性念珠菌病的抗真菌药物类型和剂量。对于大多数成年人，首先推荐静脉注射棘白菌素类药物，如卡泊芬净、米卡芬净或阿尼芬净进行抗真菌治疗。在某些情况下，也可使用氟康唑、两性霉素 B 和其他抗真菌药物。

对于那些病情轻及氟康唑耐药可能性低的念珠菌感染患者，可选用氟康唑作为替代药物，也可选择伏立康唑和两性霉素 B 制剂。通常，在血液中检测不到念珠菌且念珠菌病相关症状缓解后应继续治疗 2 周。对于非中性粒细胞减少的患者，建议拔除静脉导管；但对于中性粒细胞减少的患者，可以考虑使用静脉导管。对于新生儿念珠菌病，主要推荐的治疗方法是从血液中清除念珠菌，在症状缓解 2 周后继续使用两性霉素 B 脱氧胆酸盐或氟康唑。对于念珠菌血症，应在症状和体征消失且血培养阴性后继续治疗 2 周。其他形式的侵袭性念珠菌病，如骨骼、关节、心脏或中枢神经系统的感染，一般需要治疗更长时间。

（三）超级真菌感染的治疗策略

即使接受了系统抗感染治疗，患者体内也会长期（也许是无限期）有耳念珠菌定植。因此，在治疗耳念珠菌感染期间和之后，应遵循所有专家建议的感染控制措施。对于成人和年龄 ≥ 2 个月的儿童：根据迄今有限数据，建议以下面所列剂量的棘白菌素类药物作为治疗耳念珠菌感染的初始疗法（表 6-1）。

表 6-1　成人和年龄 ≥ 2 个月儿童的棘白菌素类药物的使用剂量

棘白菌素类药物	成人剂量	儿童剂量
阿尼芬净	负荷剂量 200mg，IV，然后每天 100mg，IV	未获准用于儿童
卡泊芬净	负荷剂量 70mg，IV，然后每天 50mg，IV	负荷剂量 70mg/（$m^2 \cdot d$），IV，然后 50mg/（$m^2 \cdot d$），IV（根据体表面积）
米卡芬净	每天 100mg，IV	2mg/（kg·d），IV，对于 40kg 儿童，可以选择增加到 4 mg/（kg·d），IV

注：IV. 静脉注射

尽管已有对棘白菌素类耐药的分离株，但是目前发现的大多数耳念珠菌都对棘白菌素类药物敏感。由于这种真菌产生耐药性快，因此应密切监测接受抗真菌治疗患者的临床状况，同时进行真菌培养和重复药敏试验。目前已有复发性和持续性耳念珠菌血行感染的报道。如果患者对棘白菌素类治疗无反应或真菌血症持续时间 > 5 天，则应考虑改用两性霉素 B 脂质体 [5mg/（kg·d）] 治疗，其他注意事项与念珠菌属侵袭性感染类似。< 2 个月的新生儿和婴儿首选两性霉素 B 脱氧胆酸盐，1mg/（kg·d）。如对两性霉素 B 脱氧胆酸盐无反应，可以考虑使用两性霉素 B 脂质体，5mg/（kg·d）。对于已明确的中枢神经系统

受累患者，需谨慎使用以下剂量的棘白菌素类药物（表 6-2）。

表 6-2　＜ 2 个月新生儿和婴儿的棘白菌素治疗剂量推荐

棘白菌素类药物	用药剂量
卡泊芬净	25mg/（m^2·d），IV（根据体表面积）
米卡芬净	10mg/（kg·d），IV

注：IV. 静脉注射

（四）毛霉菌感染的治疗策略

早期识别、诊断和及时给予恰当的抗真菌治疗对于改善毛霉菌病患者的预后非常重要。两性霉素 B、泊沙康唑和艾沙康唑对大多数毛霉菌都有抗真菌活性。两性霉素 B 脂质体常被用作一线药物。研究表明，对曲霉菌具有活性的药物，如伏立康唑，对毛霉菌没有活性，在某些患者中，预防性使用伏立康唑与毛霉菌病的发病率增加有关。毛霉菌感染通常需要进行外科清创术或切除被感染的组织，特别是对鼻、脑、皮肤和胃肠道的感染灶。高压氧疗法等其他治疗方法的疗效尚不确定。

（五）隐球菌感染的治疗策略

新生隐球菌感染的患者需要服用至少 6 个月或更长时间的抗真菌药物。治疗方案的选择通常取决于感染的严重程度和受累部位，可能还需要手术清除真菌感染灶。对于无症状感染（如筛查确诊的）或轻中度肺部感染的患者，通常给予氟康唑治疗。对于严重肺部感染或中枢神经系统（大脑和脊髓）感染的患者，建议的初始治疗方法是将两性霉素 B 与氟胞嘧啶联合使用。患者一般需要长时间服用氟康唑以清除感染。对某些人群，如孕妇、儿童和不发达地区人群，抗真菌治疗的类型、剂量和持续时间可能有所不同。

（六）肺孢子菌感染的治疗策略

若未经治疗，肺孢子菌感染可导致死亡。复方新诺明即甲氧苄啶 / 磺胺甲噁唑（TMP/SMX）是最常见的预防和治疗肺孢子菌感染的药物。然而，TMP/SMX的不良反应较多，包括皮疹、发热、胃肠道并发症、血细胞减少、骨髓抑制、高钾血症、肝毒性、间质性肾炎、无菌性脑膜炎、过敏、肾功能不全和胰腺炎等。因此，对于无法服用 TMP/SMX 的严重疾病患者，推荐使用克林霉素 - 伯氨喹治疗。其他药物如阿托伐醌也可用于肺孢子菌感染的治疗，但其疗效不如 TMP/SMX。

（七）粗球孢子菌感染的治疗策略

尚无临床试验证明单纯性球孢子菌感染的抗真菌治疗是否可以减少症状持续时间或预防并发症。美国传染病学会指南提出对于轻症或诊断时临床症状已明显改善的患者，无须进行抗真菌治疗，仅需健康教育、密切观察及进行相应的支持治疗。但对以下患者则需进行抗真菌治疗，包括免疫抑制、患有严重消耗性疾病、患有糖尿病、因年龄或并发症而虚弱、妊娠、具有非洲或菲律宾血统的患者等。针对播散性球孢子菌病，通常采用的措施是给予氟康唑或两性霉素 B 进行抗真菌治疗。

二、预防策略

（一）曲霉菌、毛霉菌感染的预防

曲霉菌和毛霉菌为环境致病菌，很难避免孢子被误吸入呼吸道。人体吸入孢子后，可能会发生肺部或鼻旁窦感染。目前尚无预防曲霉菌及毛霉菌感染的疫苗。在灰尘较多的地区尽量佩戴 N95 口罩，进行户外活动穿好鞋袜、长裤和长袖衬衫，从事农业工作时佩戴手套，返回室内及时用肥皂水彻底清洗（图 6-1）。如果发生侵袭性曲霉病的风险较高（如器官移植或干细胞移植），可预防性治疗曲霉菌病。

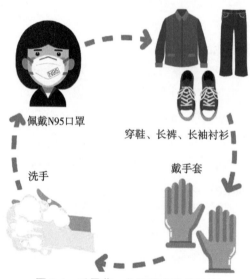

佩戴N95口罩

穿鞋、长裤、长袖衬衫

洗手

戴手套

图 6-1　毛霉菌、曲霉菌感染的防护

（二）念珠菌病的预防

对于具有侵袭性念珠菌病高危险因素的患者，需进行预防性抗真菌治疗。高危人群包括器官移植患者、ICU 患者、正在接收化疗的肿瘤患者、骨髓移植患者、极低体重儿等。医护人员要注意手卫生。

（三）超级真菌感染的预防

当治疗耳念珠菌感染的患者时，医护人员应遵循标准的手部卫生习惯。使用含乙醇的消毒洗手液是手部清洁的首选方法，此方法可以有效防御耳念珠菌感染。如果双手明显污染，应用肥皂和水清洗。戴手套并不能代替手卫生。加强耳念珠菌感染患者居住单位的手卫生监督，通过培训的方式对医护人员的手部卫生习惯进行再培训并设置相应预防措施。高风险地区应配备通风设备，并根据情况采用预防措施或加强管理。

参照其他多重耐药菌的管理模式对耳念珠菌感染进行防控。基于临床标准和医院的护理能力，决定患者是否转院。要采取接触预防措施以降低传播风险，具体做法是将患者分区收治，最大限度地减少患者之间的传播。如果可用的单间数量有限，则应优先考虑收治病原体传播风险较高的人群（如分泌物或排泄物含量高、急性腹泻的人群）。如果没有单间，具有相同多重耐药菌感染的患者可安排在同一房间内，同房间患者间至少保持1m的空间间隔；使用隐私窗帘限制直接接触；清洁和消毒任何共享的设备；定期对病房环境进行清洁和消毒。相关医护人员及时更换个人防护设备并注意手部卫生。

即使在急性感染已治愈后，医疗机构中的患者通常也会携带数月或更长时间的耳念珠菌，所以在患者的临床状况显著改善（如脱离呼吸机并转入较低级别的护理）后，则应考虑重新评估定植情况。重新评估应至少包括对腋窝和腹股沟及先前发现耳念珠菌的部位（如尿液和痰液）进行检测。在进行这些评估时，患者不应接受抗真菌药物治疗。从最后一次服用抗真菌药物到检测耳念珠菌定植之间的最佳时间尚未确定，至少需要1周时间。

（四）隐球菌感染的预防

新生隐球菌主要来自禽类粪便、腐烂变质的水果、桉树洞等处，一般不会在人与人之间或者人与动物之间传播。长期使用激素、免疫抑制剂及患有自身免疫性疾病的人群为隐球菌病的高发人群，但是我国免疫正常人群的隐球菌病患者占有较高的比例。对于HIV阳性患者，推荐在开始抗逆转录病毒治疗之前使用乳胶凝集试验进行筛查；如果隐球菌抗原检测呈阳性，则服用氟康唑，以防止潜在真菌感染的进一步加剧。

（五）肺孢子菌感染的预防

目前没有预防肺孢子菌感染的疫苗。最常用于预防肺孢子菌感染的药物为复方新诺明。对于高危人群，如HIV感染者、正在长期服用大剂量糖皮质激素者、干细胞移植患者和某些实体器官移植患者，建议使用预防肺孢子菌感染的药物。

（六）粗球孢子菌感染的预防

此病在中国的发生率低，但对于海外侨民或境外旅行者要重点关注流行区分布情况。

第七章

对抗病毒合并真菌感染的建议

COVID-19 等病毒性肺炎并发、继发、暴发侵袭性真菌病的临床处置重点是防控 COVID-19 相关性肺曲霉病（CAPA），难点是识别曲霉菌、念珠菌、隐球菌感染以外的罕见感染，突破点是关键诊断技术的普及和防控策略的规范。

基于此前期大规模调研数据，结合我国医药卫生发展水平，提出如下策略。

一、建立规范化真菌诊断实验室及诊断技术

疾病防控，诊断先行。真菌感染种类繁多，在治疗上存在一定的差异。因此，明确是定植还是感染，什么部位感染，什么菌种甚至亚种感染，药敏试验结果如何，同时结合患者免疫状态和基础病的严重程度，这些均是防控的关键。建议有条件的医院积极加强真菌室技术力量，完善技术体系建设。

在传统培养方面，加强普通培养基下菌种的识别能力，有条件的可以配备 MALDI-TOF MS 等微生物鉴定平台，以支撑罕见菌种的识别。对于所有深部菌种，建议做药敏试验（如 YEAST ONE Y10），以精准指导临床治疗。

为了进一步提高检出率，建议完善、全面、联合的筛查策略。建议筛查方案如下：

1. 怀疑侵袭性曲霉菌感染的患者推荐　G 试验 + 曲霉菌半乳甘露聚糖（GM）+ 曲霉半乳甘露聚糖 IgG 抗体 + 曲霉菌多重 PCR。

2. 怀疑侵袭性念珠菌感染的患者推荐　G 试验 + 念珠菌甘露聚糖（Mn）+ 念珠菌甘露聚糖 IgG 抗体 + 念珠菌多重 PCR。

3. 怀疑侵袭性隐球菌感染的患者推荐　隐球菌荚膜多糖抗原检测（GXM）。

4. 怀疑侵袭性真菌感染的患者推荐　G 试验 + 曲霉菌半乳甘露聚糖（GM）+ 曲霉菌半乳甘露聚糖 IgG 抗体 + 念珠菌甘露聚糖（Mn）+ 念珠菌甘露聚糖 IgG 抗体 + 隐球菌荚膜多糖抗原检测（GXM），可选：曲霉菌多重 PCR+ 念珠菌多重 PCR。

二、进一步重视基层真菌病检测

积极推动 2016 年原国家卫生和计划生育委员会印发的《关于提高二级以上

综合医院细菌真菌感染诊疗能力的通知》，各级卫生行政部门和二级以上综合医院采取措施逐步建立细菌、真菌感染诊疗体系。经过笔者团队在几十家医院的调研，我国较多的二级医院及部分边远地区的三级医院尚不具备较强的真菌病诊疗体系，部分科室，如真菌检验、病理检查等能力较弱。

1. 建议二级及以上医院积极构建真菌病多学科协同诊疗模式。跨科室整合感染、皮肤、感控、病理、检验、影像、药学等力量，开辟模式创新，如形成真菌病医疗小组，远程会诊，联合门诊，诊治中心等，支持真菌病的临床诊治、用药管理、院内培训和科普宣传。

2. 建议二级及以上医院全方位支持真菌病防控人才梯队和学科建设。严格参照国家卫生健康委员会相关标准，在实验室面积、人员数量和岗位种类配置、仪器设备、管理规定等方面符合工作要求。逐步建立完善的人才培养制度，定期开展业务学习、多学科病例讨论、专家论坛等，定期参加国内外学习班。

3. 地方管理部门按照相关规定，定期督导建设进度和水平。

三、进一步支持国家真菌病监测网建设

积极支持和推进国家级真菌病监测网建设，进一步明确我国真菌病的病原谱、耐药性，以及历年变化趋势，同时关注特殊、限制级抗真菌药物临床应用情况。针对高危病原真菌及真菌病区域性暴发，如耳念珠菌疫情，开展实时主动监测。相关结果将作为临床经验性治疗的重要参照。

四、进一步重视真菌病诊断企业的发展

我国高端诊断器械和试剂基本由欧美等国的大型诊断公司垄断。进口医疗器械价格高昂、维护困难，导致外汇储备流失，加重了医疗系统的财政负担，直接引起了我国人民看病贵、看病难的矛盾。究其根本原因，主要在于我国诊断行业相比国际成熟市场还处于早期发展水平，技术积累严重不足，以仿制为主，缺乏源头上的创新。因此建议我国科技部、国家市场监管总局、国家卫健委、商务部等部门进一步制定政策，促进医疗器械创新。

1. 支持我国本土 MALDI-TOF MS 微生物质谱仪企业的发展。通过对接院所产学研合作，建设完善的 MALDI-TOF MS 真菌质谱数据库。

2. 支持我国真菌血清学检测企业的发展。优化传统 G 试验、GM 试验性能，使其等效于国际同类产品，推动血清学检测联合化、自动化，进一步增大我国检测市场规模，降低检测费用。

3. 支持建立独立第三方真菌诊断平台，探索真菌病诊断市场化的新模式。

参考文献

潘炜华，廖万清，2018. 现代真菌病学. 上海：复旦大学出版社.

Al-Hatmi AMS, Al-Shuhoumi MA, Denning DW, 2020. Estimated burden of fungal infections in Oman. Journal of Fungi (open Access My Cology Journal), 7(1):5.

Al-Tawfiq JA, Alhumaid S, Alshukairi AN, et al, 2021. COVID-19 and mucormycosis superinfection: the perfect storm. Infection, 49(5):833-853.

Alfouzan W, Al-Wathiqi F, Altawalah H, et al, 2020. Human fungal infections in Kuwait-Burden and diagnostic gaps. Journal of Fungi (Basel, Switzerland), 6(4):306.

Amona FM, Denning DW, Moukassa D, et al, 2020. Current burden of serious fungal infections in Republic of Congo. Mycoses, 63(6):543-552.

Antinori S, Bonazzetti C, Gubertini G, et al, 2020. Tocilizumab for cytokine storm syndrome in COVID-19 pneumonia: an increased risk for candidemia? Autoimmunity Reviews, 19(7):102564.

Arastehfar A, Fang W, Al-Hatmi AMS, et al, 2018. Unequivocal identification of an underestimated opportunistic yeast species, Cyberlindnera fabianii, and its close relatives using a dual-function PCR and literature review of published cases. Medical Mycology, 8(8):833-840.

Azhar EI, Hui D, Memish ZA, et al, 2019. The middle east respiratory syndrome (MERS). Infectious Disease Clinics of North America, 33(4):891-905.

Balaji SM, 2020. Post COVID-19 fungal and microbial infections. Indian Journal of Dental Research, 31(5):669.

Benedict K, Jackson BR, Chiller T, et al, 2018. Estimation of direct healthcare costs of fungal diseases in the United States. Clinical Infectious Diseases, 68(11):1791-1797.

Bongomin F, Gago S, 2017. Global and multi-National prevalence of fungal diseases-estimate precision. Journal of Fungi, 3(4):57.

Buil JB, Meijer EFJ, Denning DW, et al, 2020. Burden of serious fungal infections in the Netherlands. Mycoses, 63(6):625-631.

Chander J, Kaur M, Singla N, et al, 2018. Mucormycosis: Battle with the deadly enemy over a five-year period in India. Journal of Fungi (Basel, Switzerland), 4(2):46.

Donnelly JP, Chen SC, Kauffman CA, et al, 2019. Revision and update of the consensus definitions of invasive fungal disease From the European Organization for Research and Treatment of Cancer and the mycoses study group education and research consortium. clinical Infectious Diseases: 71(6):1367-1376.

Du H, Bing J, Hu T, et al, 2020. Candida auris: Epidemiology, biology, antifungal resistance, and virulence. PLoS Pathogens, 16(10):e1008921.

Gingerich AD, Norris KA, Mousa JJ, 2021. Pneumocystis pneumonia: immunity, vaccines, and treatments. Pathogens (Basel, Switzerland), 10(2):236.

Gupta V, Singh P, Sukriti K, et al, 2021. Fungal brain abscess in a post COVID-19 patient. BMJ Case Reports, 14(9):e246319.

Hamam J, Navellou JC, Bellanger AP, et al, 2021. New clinical algorithm including fungal biomarkers to better diagnose probable invasive pulmonary aspergillosis in ICU. Annals of Intensive Care, 11(1):1-9.

Iqbal A, Iqbal K, Arshad Ali S, et al, 2021. The COVID-19 Sequelae: A cross-sectional evaluation of post-recovery symptoms and the need for rehabilitation of COVID-19 survivors. Cureus, 13(2):e13080.

Jenks JD, Mehta SR, Martin H, 2019. Broad spectrum triazoles for invasive mould infections in adults: Which drug and when? Medical Mycology, 57(Supplement_2):S168-S178.

Jeong W, Keighley C, Wolfe R, et al, 2019. The epidemiology and clinical manifestations of mucormycosis: a systematic review and meta-analysis of case reports. Clinical Microbiology and Infection, 25(1):26-34.

Kamal M, Abo Omirah M, Hussein A, et al, 2021. Assessment and characterisation of post-COVID-19 manifestations. International Journal of Clinical Practice, 75(3):e13746.

Kaur H, Chakrabarti A, 2017. Strategies to reduce mortality in adult and neonatal candidemia in developing countries. Journal of Fungi, 3(3):41.

Koehler P, Bassetti M, Chakrabarti A, et al, 2021. Defining and managing COVID-19-associated pulmonary aspergillosis: the 2020 ECMM/ISHAM consensus criteria for research and clinical guidance. Lancet Infectious Diseases, 21(6):e149-e162.

Latge JP, Chamilos G, 2019. Aspergillus fumigatus and Aspergillosis in 2019. Clinical Microbiology Reviews, 33(1):e00140-18.

Mobeen H, Khan NU, Hassan M, et al, 2021. Orbital mucormycosis-post SARS-CoV-2 sequelae. Brain Hemorrhages, 2(4):157-160.

Moorthy A, Gaikwad R, Krishna S, et al, 2021. SARS-CoV-2, Uncontrolled diabetes and corticosteroids-an unholy trinity in invasive fungal infections of the maxillofacial region? A retrospective, multi-centric analysis. Journal of Maxillofacial and Oral Surgery,20(3):418-425.

Pandiar D, Kumar NS, Anand R, et al, 2021. Does COVID -19 generate a milieu for propagation of mucormycosis? Medical Hypotheses, 152:1-4.

Perrin R, Riste L, Hann M, et al, 2020. Into the looking glass: post-viral syndrome post COVID-19-science direct. Medical Hypotheses, 144:110055.

Salehi M, Ahmadikia K, Badali H, et al, 2020. Opportunistic fungal infections in the epidemic Area of COVID-19: A clinical and diagnostic perspective from Iran. Mycopathologia, 185(4):607-611.

Samanta J, Gupta R, Singh MP, et al, 2021. Coronavirus disease 2019 and the pancreas. Pancreatology : official journal of the International Association of Pancreatology (IAP), 20(8):1567-1575.

Satoh H, 2020. Completely disappearance of opacity of pulmonary cryptococcosis with salazosulfapyridine for rheumatoid arthritis. Tuberkuloz ve Toraks, 68(3):351-352.

Selarka L, Sharma S, Saini D, et al, 2021. Mucormycosis and COVID-19: an epidemic within a pandemic in India. Mycoses, 64(10): 1253-1260.

Ullmann AJ, Aguado JM, Arikan-Akdagli S, et al, 2018. Diagnosis and management of Aspergillus diseases: executive summary of the 2017 ESCMID-ECMM-ERS guideline. Clinical Microbiology and Infection, 24 Suppl 1: e1-e38.

Wahyuningsih R, Adawiyah R, Sjam R, et al, 2021. Serious fungal disease incidence and prevalence in Indonesia. Mycoses, 64(10): 1203-1212.

White PL, Dhillon R, Cordey A, et al, 2021. A national strategy to diagnose coronavirus disease 2019-associated invasive fungal disease in the intensive care unit. Clinical Infectious Diseases, 73(7):e1634-e1644.

Yamamoto K, Nakamura K, Hagiya H, et al, 2021. Candidemia in COVID-19 treated with corticosteroids and tocilizumab. Clinical Case Reports, 9(9):e04858.

Zhang Q, Li H, Zhang K, et al, 2019. Lumbar drainage for the treatment of refractory intracranial hypertension in HIV-negative cryptococcal meningitis. Future Microbiology, 14(10):859-866.